JN170610

本当に効く食とサプリ

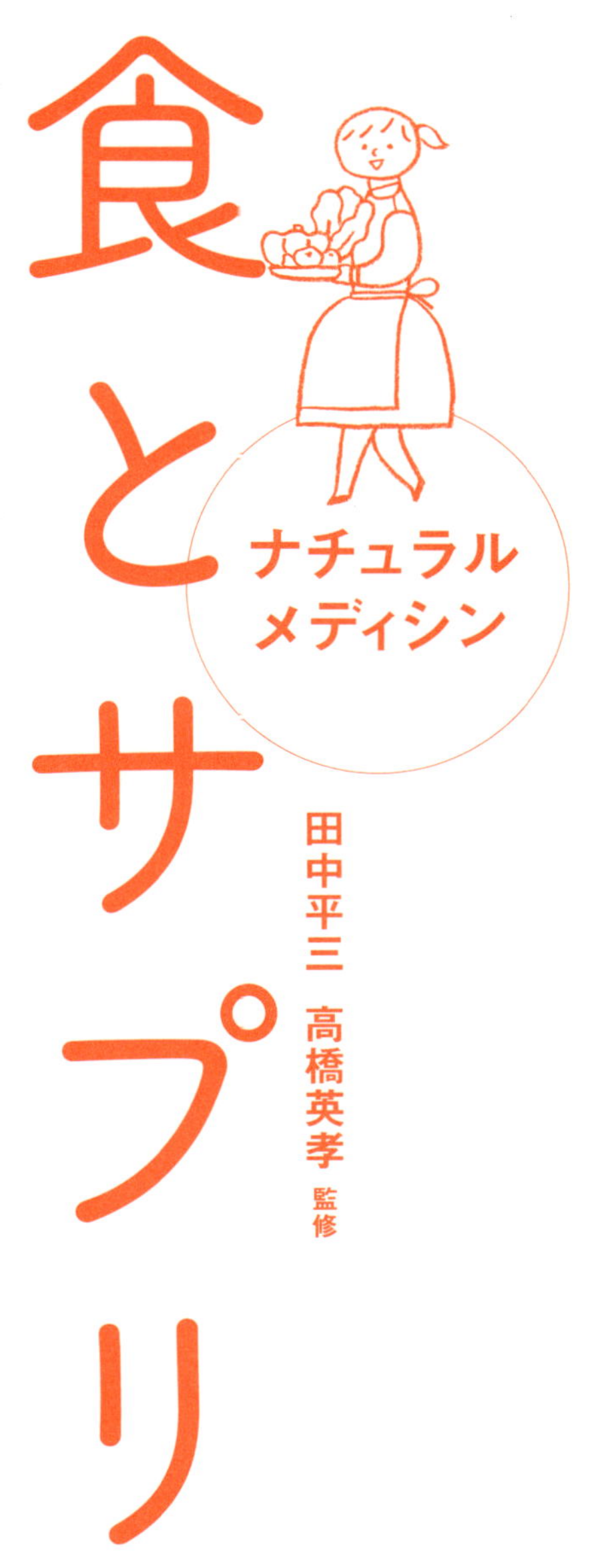

ナチュラルメディシン

田中平三
高橋英孝
監修

同文書院

本当に効く食とサプリ

はじめに

「健康」は本来、カラダが知っていること。

バランスの取れた自然な心身の状態で、本来、ビジネスとは無縁のものです。

それにもかかわらず、ドラッグストアやコンビニエンスストアにはたくさんの「健康食品」が溢れています。それぞれが競いあって「あなたにはこれが足りない」「これさえ摂れば健康を維持できる」と思わせる文言で気をひこうとします。

日本の薬事法では、医薬品以外に「効く」という表現を許可していません。そのぶん、メーカーは、いかにも効きそうなコマーシャルで自社製品を売り込みます。例えば効果を証言する体験談などがそうです。著名人が実体験を詳細に語ったりすること、自分にも効くように思いこんでしまうことがあるのではないでしょうか。

本当の健康はお金をかけずに手に入るものです。太陽を浴びて運動し、必要な栄養をバランスよく摂れば、ことさら病を恐れて人工的な手段に頼る必要はありません。しかし生活のバランスが崩れ、不安が増せば、氾濫する情報に振り回されてしまいがちです。この状態の中で、国は自分の健康は自分で守りなさいと言い始めました。病院に頼らず、自分で不調を治す「セルフメディケーション」です。医師ではなく薬剤師さんにカウンセリングしてもらう新制度「かかりつけ薬剤師制度」も始まりました。

企業の視点にかたよらず、完全に中立な目で、健康によいとされるあらゆる食品（いわゆる健康食品）やサプリメント（通常、錠剤やカプセルの形をしています）、そして、これらの成分について調査したデータブックがアメリカで発刊された『ナチュラルメディシン』です。この書籍が対象とする「ナチュラルメディシン」とは、歴史的に人体に対して薬と同等か薬に近い効果を認められてきた薬草や、漢方、食べ物（伝統食品など）、野菜・果物なども含みます。また気功など薬以外の自然療法も含んでいます。この書籍は、それらの安全性、有効性、相互作用の科学的根拠をシステマティック・レビューによって評価しています。システマティック・レビューとは当該健康食品（あるいはサプリメントあるいは成分）に関する世界中の論文を網羅し、そして、あらかじめ決めておいた基準（研究デザインなど）に合った論文を選び、その結果を客観的にまとめたものです。

アメリカの医師会は最近、健康によいとされるＤＨＡ、ＥＰＡなど魚油のサプリメントの摂取ががんの化学療法の効果を減弱させる可能性があるとして、警鐘を鳴らしています。まだ日本で大きく報じられていない、こうしたサプリメントと医薬品の飲み合わせは、今後重大なテーマとなると考え、本書では『ナチュラルメディシン』に掲載された、飲み合わせのデータのうち、健康食品やその成分名から危険な飲み合わせの医薬品を調べられる一覧表を掲載することにしました。

本書を、気軽にバッグに入れて、悩んだときにそっと開いてみてください。もし薬局にかかる際はぜひ、本書を持参して飲み合わせの相談をしていただきたいと思います。

本当に効く食とサプリ＊目次

消化器

脳

心身の疲労

その他

第二章

効き目で選ぶ食とサプリ　73

第一章

わたしがわたしをケアするために

「PURE CARE 濁(にご)りのないケア情報を手に入れる」

朝の光でダイエット

毎朝ベランダに出て、20分間だけ太陽を浴びる。

たったそれだけのシンプルなダイエット法が話題になっています。

「朝の光」で乱れた体内時計をリセット。自然に規則正しい睡眠リズムが整って代謝が高まり、年齢や、運動量、食事制限の有無にかかわらず、健康的にやせられるというのです。

一般に知られるようになったきっかけは、アメリカ、ノースウエスタン大学医学部の研究結果が科学雑誌に掲載されたことでした。研究結果によれば、早朝であるほど、そして強い光であるほど効果があり、全く光を浴びていない人に比べると肥満度を測定するＢＭＩ値に20%以上の差が生じたといいます。

代謝を高めるというレモン入りのミネラルウオーターを毎朝飲んで体調を整える女優さんもいますね。目から太陽光が入ると脳からセロトニンが放出されて、精神が安らぐ効果もあります。レモン水にミントを浮かべ、ベランダで太陽を浴びながらゆっくり飲み干す。早起きして、そんな時間をつくると、お金のかからないシンプルな心身のケアができそうです。

わたしたちが「なんとなく」カラダによいかもしれない、と思うことや、昔から伝統的に効果があるとされてきた素朴なケア方法に関して、さまざまなデータを横断して調査し、はっきりしたエビデンス（科学的根拠）が示される時代になりつつあります。

先進国ではヨガがブームになっていますが、アメリカの医療従事者が判断に使っている『ナチュラルメディシン』にはヨガの医学的な効能を分析したデータが示されています。3週間ヨガを実践することで腰痛のほか、うつ、結核などの症状に対して効果の可能性があるとのこと。可能性の高さは6段階評価の3と評価されています。

この本は厚さが5センチほどある事典のような本です。ハーブ、サプリメント、漢方、アーユルヴェーダなど、さまざまな自然療法について、高いレベルでエビデンスに基づく効果、安全性を評価しています。肯定的な評価にも、否定的な評価にもかたよらず広くデータを集積した「トータリティ・オブ・エビデンス」とよばれる評価法が特徴です。

日本よりも代替医療が進んでいるアメリカでは、さまざまな自然療法が実践されています。そして医師や薬剤師が患者さんにこうした療法を提案するには、必ず確かな科学的根拠に基づいた客観評価が必要なのです。

医学的には未解明ですが、最近では月の満ち欠けのサイクルに合わせてヨガやダイエットを実践する女性たちもいます。新月から満月に向かう時期をカラダが栄養分を吸収しやすい時期、逆に満月から新月に向かう時期は老廃物を排出しやすい時期だと考えて、サイクルに合ったヨガのポーズを選んだり、断食をしたり。

月の満ち欠けと出産や生理との関連は統計的な分析が進んでいますが、月と心身の関係はまだ謎に満ちています。やがて『ナチュラルメディシン』で医学的な効果が判明すれば、月の満ち欠けのリズムを科学的に生かせる日が来るかもしれません。直観的な右脳がサイエンスの左脳に支えられると、カラダのケアはぐんと進化しそうです。

人間も自然の一部だという考え方が浸透してきて、今見直されているのはシンプルなケアの底力。昔は高額な健康機器が売れましたが、バブル期の健康ブームに乗った方は、家の押し入れに使わなくなった健康グッズが押し込まれているのではないでしょうか？　流行しているヨガやランニングもカラダひとつでできるダイエット。基本に戻った、日常的なヘルスケアが光る時代になりました。なかでも最もシンプルで基本的で、パワフルなカラダのケアが「食」なのです。

イマの「食」は未来のカラダ　You are what you ate.

「あなたはあなたの食べたものでできている」という諺(ことわざ)があります。
カラダは37兆個の細胞の集まりです。細胞は絶えず吸収したものを分解して、合成し、エネルギーに変えて健康を保ちます。今「何を食べるか」で未来のカラダが決まるのです。

あなたのカラダにとって一番贅沢な食事は何でしょう？

「食べることはつながること」

アメリカで最も予約の取れないレストランは、サンフランシスコにあるオーガニックレストラン「シェ・パニース」だといわれています。

オーナーはフランスで料理を学んだのち、アメリカに戻って地域密着型レストランを始めたという、アリス・ウォータースさん。日本でもテレビ番組が放映されたり写真集が出版されたりしていますから、緑に囲まれたキッチンで料理の腕をふるうアリスさんの映像を見た方も多いでしょう。

有名レストランのオーナーやシェフは芸能人扱いされることが多くなりましたが、アリスさんは普通の母親のイメージのまま世界的な食のリーダーとして紹介されています。レストランで出されるメニューは毎日たった一つのコースだけ。メニューには「○○さんの牧場の」「○○さんの農場の」と、アリスさんが直接仕入れた食材のつくり手の名前が書かれたといいます。地元で大切に育てられた旬の食材を使う「地産地消」が彼女の哲学です。

シェ・パニースがオープンした1971年、アメリカはファストフードチェーンの全盛期でした。大量生産される工業製品のように食べ物がつくられ、機械的に調理される食事を取る食生活です。アリスさんは、この流れに逆らって信頼できる農家とつながっておいしい食事を提供します。

「持続可能」や「スローライフ」を声高に提唱するよりも、コミュニティの人々に、地元で採れたオーガニック食材のおいしい料理を食べてもらうことを選んだのです。採れたての旬の食材を調理したメニューのおいしさと、レストランの居心地のよさの評判は、ネットを通じて日本にも伝わりました。小さなレストランから始まった彼女の改革は、冷凍食品とファストフードが中心だったアメリカの「国民食」を大きく変えて、スローフードの流行につながっています。

アリスさんは、子どもたちの心がすさみ荒廃した中学を食育で再建したことでも知られます。校庭に菜園をつくって子どもたちが食べ物を育て、収穫して調理し食卓を囲む「エディブル・スクールヤード（食育菜園）」です。自然を教師にしたこの素朴な取り組みはオバマ大統領夫人、ミシェルさんの心も動かし、ホワイトハウス内に食育菜園ができます。東京の学校でも採用されました。

アリスさんの提唱した、生産者から直接野菜を買う「ファーマーズ・マーケット」は、日本でもおなじみになりました。東京・青山の国連大学ビル前には、週末になると有機野菜や果実、蜂蜜、有精卵など、さまざまな農産物が並びます。農家と献立の話をしながら食材を買う買い物客で賑わっています。十分にケアされた食材を選びたい。その思いはそのまま自分のカラダを大切にケアしたい思いです。

生産者とつながり誰がどんな風に育てた食材かを知って食材を買えば、食のリスクはかなり減ります。

「「食」で病気が予防できることを証明したアメリカ」

自然の循環にそった生活で、つくり手の顔が見える食材をバランスよく食べる。スローフードは現代人の最高の贅沢ですが、都会に暮らす人々の生活環境はなかなかこの理想どおりにはゆきません。

休日にはゆっくり手づくりの料理を楽しんでも、今はマルチタスクの時代。仕事は多忙になるばかりです。避けたいと思いつつ平日はコンビニ食でお昼を済ませたり、添加物の多いファストフードを摂ってしまったり。食生活が乱れてカラダのケアを怠り、知らず知らず、健康への不安が募ります。

そこで起こってくるのが地産地消とは真逆の、世界中からパワフルな食品を集めて摂取したいという志向です。カラダの免疫力を高めてくれそうな、生命力の強いナチュラルな食品が脚光をあびています。


アメリカから上陸した「スーパーフード」は、名前のとおり一般食品よりも栄養価が高く、健康によいとされる一部の栄養成分が突出して多く含まれている食品です。位置付けとしては漢方薬に近いといわれます。アサイー、マカ、ノニ、クコ、ココナッツオイルなど、最近は一般のスーパーでも見かけるのではないでしょうか。これまであまり売られていなかった南米などの伝統的な民族食が、カラダに「効く」食品としてスポットライトをあびて流通するようになったのです。

多忙な生活の中で効果的にカラダをケアしたい、摂取するなら添加物が含まれたサプリよりも100%天然素材のものを。どれも高価ですが、そんなピュアな食へのこだわりをもつ女性にストレートにヒットした商品です。そこには、ケアから

CURE（治す）へと一歩進んだ食への期待があります。

スーパーフードをはじめ、アメリカの健康食品の根本にあるのは、「食」を予防医学の視点でとらえる考え方です。食事からカラダがつくられることを考えれば当たり前のようですが、日本では食品を病気の「予防」と位置付けることができません。薬事法で、健康食品やサプリメントに「予防」という言葉を使うことが禁じられているからです。

食品をクスリのように「効能」の視点でとらえ、疾病予防に役立てるアメリカの考え方は、ちょうどスローフードの考え方が広がり始めた1970年代に起こりました。きっかけは、食と病の関係を明白にしたことで有名な「マクガバン・レポート」です。

当時アメリカは財政破たんしかねないほど医療費が増大していました。医療費対策として上院に栄養問題の特別委員会を設置して、世界中の研究者に食事と健康、慢性疾患の関係を調査させたのです。その結果、肉や脂肪分にかたよったアメリカ人の食生活にこそ、がんや心臓病など命を奪う病の原因があるとする５０００ページに及ぶ報告がなされ、アメリカ人に大きな衝撃を与えました。この報告書を機に医師たちも栄養について学ぶようになり、医学会は予防医学の視点で食をとらえる考え方にシフトしたのです。

「東洋の右脳に西洋の左脳が追いついた」という考え方もあります。医食同源はもともと東洋の考え方です。食と健康を分けて考えていたアメリカを変えたマクガバン・レポートはその医学的な証明といえます。理想的な食生活として挙げられたのは伝統的な日本人の食事。今の「日本食」ブームはこの延長線上にあるといっていいでしょう。１９７０年代当時は、日本がアメリカ人の食生活の「豊かさ」に憧れ、食の西洋化が始まった時期ですから、皮肉なものです。

日本ではこのころから肉をたくさん食べるようになり、大腸がんが増加しています。

マクガバン・レポートを機に健康増進のための栄養研究を進めたアメリカは、さらに1994年、DSHEAとよばれる「栄養補助食品健康教育法」を制定します。これを機に必要な成分を補給して、合理的に栄養バランスをとろうとサプリメントがアメリカに広がります。効果、効能や安全性を示すことを義務付けながら、食品よりも薬に近く、医薬品ほど規制を受けない独特の位置付けで普及環境を整備したのです。医師たちは医療現場で積極的にサプリメントを活用し始めました。

健康マニアが陥る新型栄養失調

糖質制限をしたり、定期的に運動をしたり、ふだんから健康を気遣っている人の中にも「栄養失調」と診断される人がいることを知っていますか？

自分の食生活が本当にバランスが取れているのか、あなたは自分自身で判断できるでしょうか。食べ物には五大栄養素である、炭水化物、タンパク質、脂質、ビタミン、ミネラルが含まれています。カロリーは十分足りているけれど、必要な栄養素である「タンパク質、ミネラル、ビタミン」が不足してしまった状態を「新型栄養失調」とよびます。自分ではヘルシーな食事をしていると思い込んで実際は栄養不足に陥っているケースです。

これまでは、肉や脂肪を控える高齢者に見られる症状でした。ところが今は若い世代にも、スムージーだけ、酵素ジュースだけ、おにぎりだけ、というかたよった食生活を続けて、気づかないうちに栄養失調になっている人がいるのです。

十分ケアしているはずなのに、なんとなくやる気がでない、だるい、疲れやすいという症状がある場合、新型栄養失調が原因かもしれません。栄養失調には至らなくても、栄養のバランスが崩れると、頭痛やだるさを生じることがあります。必要なタンパク質やミネラルをきちんと摂って、食生活のバランスを回復することが一番ですが、すぐには難しければサプリメントで必要な栄養素を補給することも効果的です。

ただし今、サプリメントでカラダをケアするにはきちんとした水先案内人が必要です。日本のサプリメントや健康食品の市場は大混乱しているからです。「なんとなく」とか、好きなタレントがコマーシャルをしているなどと、お菓子と同じような感覚で選ぶのは厳禁。どのサプリメントが安全で本当に効くのか、品質は確かか。自分をサポートしてくれる商品を賢く選択できる知識をもたなければ、かえって健康を損なうかもしれません。

コンビニやドラッグストアに一歩足を踏み入れると手軽な「健康」サポートを謳う、さまざまな商品コピーが目に入ります。「低脂肪」「低カロリー」「おなかスッキリ」「からだスリム」などなど。ある商品の前を通りかかると自動的に商品紹介のＣＭが流れ始めることも。買う側にとっては一方的な情報のジャングルに入り込んだような、ストレスフルな環境です。

「氾濫する情報をどう見極めるか うかつに手を出せない日本のサプリ」

「本当に健康をサポートしてくれるの？　それともただ利益を得ようとしているだけなの？」

シンプルなケアを望む女性にとって、溢れかえるサプリメントや健康食品とどう付き合ってゆけばよいのか、いっそ無視してしまったほうがよいのか。悩むところです。

日本にはサプリメントを定義する法律はまだありません。

あくまでもお菓子や果物と同じ「食品」に位置付けられているので、メーカーにとって不都合な情報は公開しなくてもよいのです。

平均寿命が延びて生活習慣病も増加する日本では、膨れ上がる医療費に頭を痛める行政が、なるべく病院を頼らない「セルフメディケーション」政策を推進しています。自分で病を予防することを「セルフケア」、病院に頼らず、不調を自分で治すことを「セルフメディケーション」とよびます。個人が自分で薬や疾病の勉強をして、自立して健康管理をしましょうというのです。

２０１５年、政府は企業の自主責任で健康への効果を証明できる食品を「機能性表示食品」として販売できるようにしました。この流れに乗じて、企業は健康への効果が科学的に実証されているとして、続々と健康食品を発売するようになりました。しかしあくまで届け出制ですから国の事前審査はありません。第三者が効き目や安全性を保障しているわけではないのです。よい商品を見分けるには企業が発信する情報の真偽を自分で判断するか、信頼できる人に相談して商品を選ばなければなりません。

日本に20年先んじて、機能性表示食品制度を施行したアメリカはどうなのでしょう。アメリカでは成人人口の3分の2が何らかのサプリメントを摂取しています。医療費が高額なため、たいていの不調はドラッグストアで薬を買って自分で治すのが普通です。サプリメントも家庭に常備して、日常の健康管理に利用しています。

日本と大きく異なるのは、アメリカではDSHEA法（栄養補助食品健康教育法）で、サプリメントは医薬品と食品の中間に位置付けられていることです。その定義は「ハーブ、ビタミン、ミネラル、アミノ酸などの栄養成分を1種類以上含む栄養補給のための製品」で、商品のしっかりした情報開示が義務付けられています。

買う人が一目で有効性や安全性を確認できるように、パッケージなどに有効性や安全性を明示しなくてはなりません。メーカー側も消費者にきちんと理解してもらえるよう、積極的に臨床試験の結果を公開しています。

アメリカにも信頼できない健康食品はありますが、買う人は必ず科学的根拠をチェックできるのです。

日本では食品の中の「保健機能食品」というくくりの中に、特定保健用食品（トクホ）、栄養機能食品、機能性表示食品があります。ビタミン、ミネラルなどのサプリメントは栄養機能食品に入ります。成分の有効性は確認されていますが、本当にその成分が入っているのかを第三者が確認しているわけではありません。

日本で最も厳しいガイドラインで管理されているのが個別の商品に国が効果と安全性を認めた特定保健用食品（トクホ）です。しかしこの最高レベルの商品を世界的な基準で見るとどうなのでしょうか。

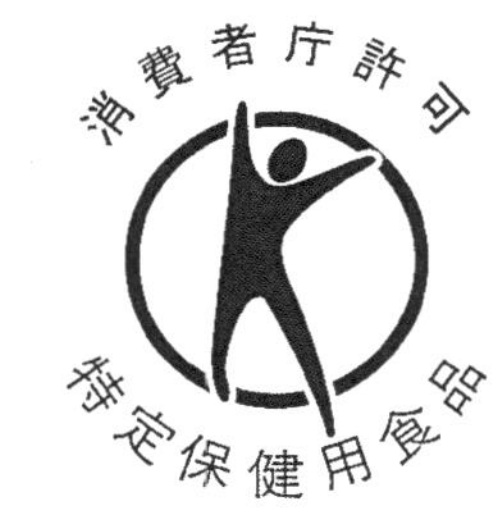

世界標準である『ナチュラルメディシン』の基準で見ると、ほとんどのトクホ商品は6段階評価で3の評価となります。この6段階は1が「効きます（effective）」、2が「おそらく効きます（likely effective）」、3が「効くと断言できませんが効能の可能性が科学的に示唆されています（possibly effective）」、4が「効かないかもしれ

ません(possibly ineffective)」、5が「おそらく効きません(likely ineffective)」、6が「効きません（ineffective）」と分けられています。国際的に見ると日本の「最高レベル」はそう高いものではないことがわかります。

表に出ない健康食品の不健康

残念なことですが、日本の市場に出回っているほとんどのサプリメント、健康食品は科学的根拠が不十分だったり、効果が認められる分量に満たない成分含有量で商品化しているのが現実です。

２００８年、国民生活センターは消費者からの相談に答えて、コンドロイチン硫酸、及びグルコサミンを含む健康食品についての商品テストを実施しました。これらは関節痛に効果があるとされている成分です。

テストの結果によれば驚くべきことに、検査した18銘柄すべての製品で、コンドロイチンの含有量が表示された成分量を大幅に下回りました。さらに胃の中で溶けて崩れるかどうかと調べた「崩壊試験」でも、半分の製品が崩壊に規定以上の時間がかかり、溶けにくいことが判明しました。表示があてにならないだけではなく、安全性にも問題があることがはっきりしたのです。

この問題を受けて2010年に、どのサプリメントが本当に高品質で安全なのかをわたしたちが判断できるよう、第三者認証機関「一般社団法人日本健康食品・サプリメント情報センター（Jahfic）」が立ち上がりました。

Jahficは成分や産地が正しく表示されているか、人体に有害なレベルの不純物が入っていないか、高品質、安全性が保たれる環境で製造されているかを審査して合格した製品を「ハイクオリティ認証」として認証し、製品に認証マークを表示することを許可しています。さらに機能性の科学的根拠が国際標準レベルで確認されている製品には「機能性ハイクオリティ認証」を認めることにしています。このマークはサプリ選びの一つの目安になるでしょう。

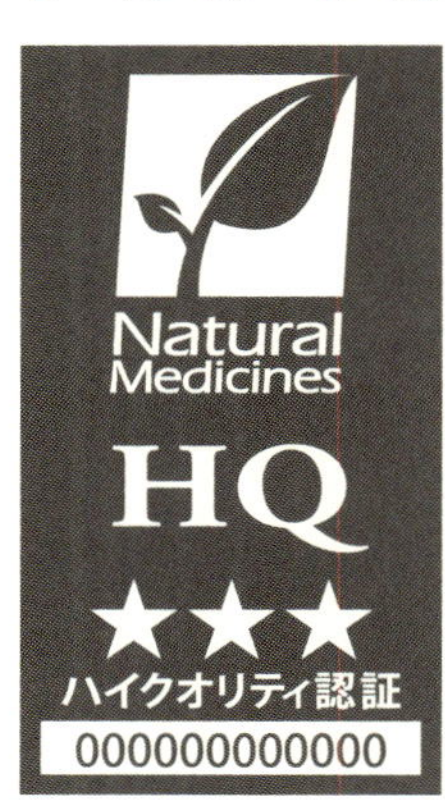

現状では、こうした第三者認証機関の評価がなければ、一般の人が高品質の健康食品やサプリメントの品質や効果を見分けるのは至難の業です。

今後ドラッグストアやスーパーには、クスリに近い機能をもつ「保健機能食品」がもっと増えてゆくことになります。企業側の広告ばかりを一方的に聞かされている環境で、国に依存せず、自分で情報を判断して賢く商品を選ばなければならない時代なのです。

添加物の問題や、製造過程の確かさ以上に怖いのが、ほかの健康食品や医薬品との飲み合わせで生じる副作用です。もし効果が高いなら、必ず副作用もあるはずです。ほかの食品や薬と一緒に摂ってしまっても危険はないのか。残念ながら安心できる正確な情報を明らかにしている商品はほとんど見あたりません。

アメリカの例を見ると、年間5万人が健康食品関連の事故で救急搬送されています。そのうち2万人は医薬品やほかの健康食品などとの飲み合わせによる事故だといわれます。

最近は日本で「イチョウ葉」が人気になっていますが、『ナチュラルメディシン』を調べてみると、イチョウ葉には16種以上注意しなければいけない飲み合わせがあります。アメリカではてんかん治療薬を服用する人が薬の効果を弱めることを知らずにイチョウ葉を摂取して運転し、交通事故を起こす問題が多発しました。最近ではDHAやEPAを摂取するとがんの化学療法が効かなくなるという発表もあります。日本ではまだ大々的に取り上げられていませんが、サプリメント選びの最重要のカギとなるのがこの飲み合わせの問題です。

アメリカではサプリメントと薬との飲み合わせについては、薬剤師さんが責任をもって応じています。「自分の健康は自分で守る」というアメリカ人の自己責任を支えているのは実は、最新の確かなデータベースとつながって患者さんの健康をサポートする薬剤師さんなのです。機能性表示食品が発売されてから、アメリカの健康食品市場は約4倍に成長しました。最大の理由は、それまで自己判断で購入していた健康食品を店舗で相談しながら購入するようになった買い方の変化です。今では店頭で健康食品を買う人が通販で買う人の2倍になりました。飲み合わせのリスクをきちんと知るためには、信頼できる専門家に相談して購入することがベストであるという考えが今のアメリカの主流です。

2016年4月、日本でも「かかりつけ薬剤師制度」が施行されました。病院に行く前にまず、アメリカのようにかかりつけの薬剤師さんに相談して自分でケアしましょうというのです。この制度で、かかりつけ薬剤師さんは患者さんが飲んでいる医薬品だけでなく、どんな健康食品を摂っているかについても把握しなければならなくなりました。つまり薬剤師さんにサプリメントや健康食品の飲み合わせのことを相談できるようになったのです。

「これからは、薬剤師さんが健康コンシェルジュになる」

日本の薬剤師さんは調剤のイメージが強いのですが、アメリカでは調剤や処方箋の受付は、主にテクニシャンとよばれる調剤助手が行う仕事です。薬剤師さんは薬のアドバイスのほか、保険会社との交渉も担当し、経済面も含む生活のサポートをすることもあります。薬剤師さんは薬のほかに患者さんがどんな健康食品を摂っているか、どんな自然療法を行っているかも把握して、ていねいに健康と生活をサポートをしてくれる医師以上に頼れる身近な存在なのです。

日本もこれから信頼できる薬剤師さんを見つけて、薬や健康食品、サプリメントについて相談する時代になります。かかりつけ薬剤師さんになれるのは、患者さんに寄り添って正確に対応できるよう特別な研修を受けた認定薬剤師さんだけです。

「こんな風邪薬を飲んだけど、ビタミン剤を摂っても平気？」

「このスーパーフードとハーブティは一緒に摂ってもいいの？」

不安なこと、わからないことはなんでも聞いてみることです。

サプリのバイブル

日々、患者さんの質問に答えるアメリカの薬剤師さんが必ず傍(かたわ)らに置いているのが、冒頭で紹介した、『ナチュラルメディシン』という分厚い事典です。『ナチュラルメディシン』は日本の厚生労働省にあたる「ＦＤＡ（米国食品医薬品局）」が公式に採用している医療従事者向けのデータベースで、健康食品やハーブ、サプリメントの１１００に及ぶ成分と素材について、有効性や安全性の科学的根拠が示されています。

「このサプリは本当に効くのか」「この成分は安全なのか」患者さんからのこんな疑問に、きちんと科学的根拠を示して応対するための「バイブル」とよばれています。

創刊したのはもともと医師や薬剤師さんに医薬品のアドバイスを行っていたTRC（Therapeutic Research Center）という研究機関です。DSHEA判定後、膨大な量の健康食品が販売されるようになり、おびただしい数の質問が寄せられたことがきっかけでした。

サプリメントの製造元はほぼすべて「科学的根拠がある」という情報を発信していましたが、今の日本の健康食品と同様に、企業に都合のよいバイアスのかかった情報でした。当時信頼できる客観的な情報が見つからなかったことから、TRCは利害関係のない中立的な立場で科学的根拠に則った情報提供を始めたのです。その素材、成分が安全かどうか、本当に効くのか、ほかの健康食品や医薬品との飲み合わせの影響はどうなのかなどについて、毎日１００人以上の研究者が最新情報を徹底的に分析しています。

評価基準にしているのは最も信頼性が高いとされる「システマティック・レビュー」という方法です。研究結果に対して世界中で発表されたすべての論文を肯定的な結果、否定的な結果をかたよりなく網羅する「トータリティ・オブ・エビデンス」という考え方が、軸になっています。

アメリカは日本よりも統合医療が進んでいるため、薬草や漢方薬などの自然療法についてもシステマティック・レビューによる評価が進んでいます。

日本語版は、日本医師会、日本薬剤師会、日本歯科医師会の監修で発刊され、医師や薬剤師さんに利用されています。医薬品の相互作用は添付文書に明記されていなければならないのですが、実際には全体でおよそ40の相互作用しか記載されていません。『ナチュラルメディシン』には約2400もの相互作用があげられていて、命にかかわる重篤なものが含まれています。何も知らずにサプリメントや健康食品を摂っていたら、どれほど危険かがわかります。

日本では科学的根拠の代わりに、個人にサプリメントがどう効いたかという体験談ばかりが紹介されています。読むとつい自分にもあてはまりそうな気がしてしまうのが恐ろしいところです。

本誌の巻末には『ナチュラルメディシン』に掲載されている、飲み合わせのデータを記載しました。飲み合わせの副作用はその重篤度によって高、中、低の三段階に分けられていますが、命にかかわるものを含む「高」と、「中」のなかのハイリスク薬との飲み合わせを掲載しています。ぜひ活用してみてください。そして、もし薬局や病院に行かれる際にはどうぞ本書を携帯し、医師や薬剤師さんに飲み合わせをご相談ください。本書はきっとあなたをケアする強い味方になるはずです。

人間から治す力を引き出すもの「ナチュラルメディシン」

『ナチュラルメディシン』のタイトルにある「メディシン」という言葉は、「薬」

の意味に限定する日本語のニュアンスとは少し異なります。人間から治す力を引き出すもの、医学、治癒に有効なさまざまな療法のことを総合的に指す言葉ととらえると近いかもしれません。そのうちの化学的でない自然なものをナチュラルメディシンといいます。冒頭でふれた「ヨガ」や、漢方、鍼灸なども食べ物やハーブとともにナチュラルメディシンに含まれます。この地球上でカラダによいとされる食品や運動はおよそすべてがナチュラルメディシンです。

90年代以降、アメリカの医療現場では、サプリメントのほかにこうしたナチュラルメディシンが医療現場で利用されています。これもまた「東洋の右脳に西洋の左脳が追いついた」、いや「追い越した」事例といえるかもしれません。アメリカでは、日本ではまだ特別な代替医療や統合医療の施設でしか活用されない療法も、患者の意思で選択できます。これを可能にしているのが、ありとあらゆる自然療法について科学的根拠を明らかにしようとするアメリカの研究者たちの情熱です。

日本版では今のところ健康食品とサプリメントが中心ですが、『ナチュラルメディシン』のデータに基づいて、カラダのケアにどんな食品やサプリメントを摂ればいいのか、見てゆきましょう。

ほかに健康食品や薬を飲んでいる方は、必ず巻末の飲み合わせ表を参考にして成分と薬との相性をチェックしてください。また持病のある方は以下のサプリメントや健康食品を摂る前に必ず医師や薬剤師さんに相談して摂取ください。

「症状別ナチュラルメディシンの選び方」

女性の悩み、ダイエット

生理を快適に　PMS－月経前症候群に効くナチュラルメディシン

月経前症候群（PMS）はひと言で生理痛とまとめられますが、症状は個人によってさまざまです。月経前のイライラ、気分落ち込みや、不眠、下腹部の痛み、むくみ、などです。症状がひどい場合は専門機関を受診する必要がありますが、食事から摂るカルシウムの量を増やすと、月経前症候群を予防できる可能性がありま す。

例えば一日平均で1、283mgのカルシウムを食事から摂取している女性は、529mgのカルシウムを食事から摂る女性と比較すると、月経前症候群のリスクが3割ほど低下することが示唆されています。ただし、カルシウムをサプリメントで摂取した場合は、月経前症候群を予防しないようです。

ほかに効く可能性がある成分にイチョウ葉、チェストベリー、ビタミンE、ビタミンB_6、マグネシウムがあります。

アンチエイジングに効くナチュラルメディシン

アンチエイジングにとって重要なのは抗酸化、血管機能の向上、代謝の向上です。細胞内のエネルギー工場であるミトコンドリアは酸素を利用してエネルギーを生み出しますが、同時に生み出すのが老化や生活習慣病の原因になるとされる活性酸素です。活性酸素を抑える作用を「抗酸化」とよびます。老化を防ぐには抗酸化栄養素であるビタミンC、ビタミンEを摂ることが効果的です。最近注目されている抗酸化成分は植物に含まれるポリフェノールや緑茶のカテキン、コーヒーに含まれるクロロゲン酸です。認知症の予防に効果があるとされるケルセチンにも高い抗酸化作用があります。

活性酸素は白血球やNK細胞が細菌などの侵入者を殺して感染から防御する武器でもあります。なくすのではなく増え過ぎないようにすることが大事です。

美肌になるナチュラルメディシン

コラーゲンはタンパク質の一種で、タンパク質の3分の1はコラーゲンであるから肌に張りを与える効果があるとして、粉末やゼリー状の商品が売られています。しかしこれは偽りです。コラーゲンを摂取しても胃でアミノ酸に分解されてカラダに吸収されます。食べたコラーゲンで新しいコラーゲンが生成されることはありません。むしろアミノ酸の摂り過ぎにならないように注意が必要です。ヒアルロン酸も同様に、食べてもばらばらに分解されてしまうのでサプリメントで摂る意味はありません。

効果的なのはコラーゲンを生成しやすいカラダにすること。アミノ酸からコラーゲンを生成するのに必要なのはビタミンCです。ビタミンCを多く含む果物や野菜、緑茶を十分に摂ると、コラーゲン生成に役立ち美肌効果があります。

ビタミンCはメラニン色素の生成を抑えるので、美白効果がありますが、しみやそばかす、肌の褐色も、太陽光の中に含まれる有害な光線をメラニンが吸収して守ってくれるカラダの防御機能です。南フランスでは美しい肌を「アーモンド色の」肌と表現することがあります。西洋の女性はメラニンのはたらきが弱く強烈な太陽光で皮膚がんになる可能性が高く、日本人のように黒くなるほうが健康的なのです。

骨に効くナチュラルメディシン

骨量は18歳をピークに減少してゆき、40～50代では20％以上少なくなります。特に女性は閉経後に急激に減少する傾向にあります。骨粗しょう症の予防にはまずカルシウムを多く含む、小魚、海藻、乳製品などを多く摂ることが大事です。その次に運動で骨に負荷を与えて骨を強くすることです。運動をしないと骨はどんどん弱くなります。第三に、ビタミンDを多く含む食品を摂ることです。カルシウムの一日の摂取目安量は成人女性600～700mg、成人男性650～900mgです。パンやパスタなどの小麦食品、インスタント食品、スナック菓子、ハムなどの加工食品にはリンが多く含まれています。リンはカルシウムの吸収をさまたげますので和食中心のメニューを心がけ、不足分をサプリで補うといいでしょう。

カルシウム、ビタミンDのほかに、効く可能性がある成分は、銅、マンガンと併用した場合の亜鉛、魚油、ナイアシンとニコチンアミド、ビタミンK、フッ化物、マグネシウム、また予防効果の可能性があるのは大豆です。

ダイエットのためのナチュラルメディシン

炭水化物や脂質にかたよらず、タンパク質、ミネラル、ビタミンなどの栄養素をバランスよく食事に採り入れ、血糖値の上昇を遅らせるように野菜から食べ始めるとよいでしょう。食物繊維は食べる量をコントロールするのに有効ですが、サプリメントは食事からの脂肪吸収を抑えたり、脂肪を付きにくくするなどダイエットの「手助け」にしかなりません。

緑茶や紅茶の成分カテキンは脂肪の燃焼を促進する可能性があります。キサンタンガムや、ホワイトマルベリーは摂り過ぎた糖の吸収を遅らせる可能性があります。ほかにカルシウム、共役リノール酸、魚油、ビタミンEにも効果がある可能性があります。

カルシウムやビタミンEは不足すると太りやすくなるといわれますが、過剰に摂ると体調を崩すリスクもあります。ダイエットのために余分に摂るのは避けるべきでしょう。

最近は「カロリーゼロ」「カロリーオフ」という食品の表示が目立ちますがカロリーがゼロだからといって太らないわけではありません。いくつかの論文によれば人工甘味料は糖質と同様、あるいはそれ以上に血糖値を上昇させる、としています。カロリーを含まないので脳がエネルギーの飢餓状態であると判断し、空腹感を増大させるという報告もあります。いずれにしろ、人工甘味料は血糖値を上昇させ肥満や糖尿病のリスクを増大させます。

肥満は、運動によってエネルギーを消費しなければ解消されません。体脂肪を1g燃焼するのに必要なエネルギーは約7kcalですから、1kgの減量には約7000kcalの消費が必要ということになります。

また、栄養素を代謝するためにはビタミンB群が必要です。ビタミンB群が不足した状態ではどんなサプリメントを摂っても無駄になります。

更年期障害に効くナチュラルメディシン

50代以上になると女性ホルモンの生産が不安定になって、更年期障害とよばれる症状が現れます。大豆食品やクズなどに含まれるイソフラボンは、毎日少しずつ食事で摂ることでこの更年期障害に効果があるといわれます。

近年、エクオールに、強力なエストロゲン活性があるとして注目されています。イソフラボンの一種ダイゼインが腸内細菌によって分解されて生成される成分です。エクオールをつくれる腸内細菌をもつ人の割合は日本人でおよそ50%といわれています。発がんリスクや副作用については、まだ十分な研究がされていません。

動脈硬化、高血圧

中性脂肪やコレステロールを抑えるナチュラルメディシン

中性脂肪、コレステロール、リン脂質、脂肪酸など、血液中の脂質異常は、動脈硬化を招き、心筋梗塞や脳梗塞の原因になります。また大腸がん、乳がん、前立腺がんなどとの関連も指摘されています。

日ごろから食事から摂る脂肪分を減らし、定期的に運動をしてＨＤＬコレステロールを増やすことが第一歩です。

高中性脂肪に効くのは、魚油、タラ肝油、紅麹です。効く可能性があるのはイヌリン、メソグリカン、緑茶です。高コレステロールに効くのはナイアシン、紅麹、β-シトステロール、亜麻の種、オート麦フスマ、サイリウム（オオバコ）、シトスタノールです。

糖尿病に効くナチュラルメディシン

糖尿病は糖の代謝障害です。食事の際なるべく野菜を先に糖質を後に摂るなど順番に気をつけて、血糖値の上昇がゆるやかな低ＧＩ食品を摂るなどの工夫が必要です。糖尿病そのものよりも、網膜出血や、腎症、手足の末梢神経の損傷という、三大合併症を引き起こすことが怖い病気です。さらに糖尿病は高脂血症や高血圧を併発する場合が多く、脳卒中や心筋梗塞のリスクを高めます。サプリメントよりも、血糖値が急に上がらないように、食事をよく噛んでゆっくり食べるような工夫が必要です。

糖尿病に効果がある可能性がある成分は、α-リポ酸、アガリスク茸、アメリカジンセン、オーツ、オート麦、フスマ、カフェイン、キサンタンガム、グアーガム、クロム、コンニャクマンナン、サイリウム（オオバコ）、大豆、朝鮮人参などです。興味深いことに、糖尿病の人にお酒はよくないのですが、健康な人が適度に飲むコーヒー、ビール、ワインは糖尿病の予防効果がある可能性があります。

糖尿病神経障害から来る皮膚の痛みに効果があるとされるのはトウガラシです。過敏になった皮膚にはカプサイシンクリームを塗るのが効果的です。α-リポ酸、γ-リノレン酸、カルニチン、大豆も神経障害に効果がある可能性があります。糖尿病網膜症にはイチョウ、ビルベリー、糖尿病腎症にはタラ肝油、ビタミンCが効く可能性があります。

高血圧に効くナチュラルメディシン

仕事の締め切りや、上司からの圧力など、日常的なストレスで血圧は上下します。血圧は年齢とともに上がりますが、高血圧自体には自覚症状がないので、サイレントキラーとよばれます。気付かないうちに心筋梗塞や、脳卒中などを引き起こすからです。内臓脂肪型肥満、脂質異常症、糖尿病に高血圧が加わると心筋梗塞など、心臓病での死亡率が高まります。その前段階がメタボリックシンドロームです。病院で測ると高血圧になる「白衣高血圧」と、逆に家庭で測定すると高血圧なのに診察室では正常な血圧になる「仮面高血圧」がありますから、注意が必要です。

血圧の目標値は中年までは最大血圧が１３０ｍｍＨｇ未満、最小血圧が85ｍｍＨｇ未満です。高齢者の場合、１４０ｍｍＨｇ未満、最小血圧90ｍｍＨｇ未満です。

サプリメントでカリウムを大量摂取すると高カリウム血症を招くので危険です。

高血圧に効く可能性があるのは、α-リノレン酸、オリーブオイル、オリーブの葉、オレンジ、ガーリック、カリウム、カルシウム、魚油、ココア、サイリウム（オオバコ）、ステビア、タラ肝油、ピクノジェノール、ビタミンC、マグネシウムです。

がん予防

がんに効くナチュラルメディシン

がんの最大の原因は食生活ですから、ふだんの食生活に気をつければ予防できる病気といえます。がんの始まりは、活性酸素の影響で遺伝子の塩基という成分が壊れることです。

毎日野菜を摂ることでこのリスクはかなり減ります。最近話題の「ファイトケミカル」とは、野菜、果物、豆類、芋類、海藻、お茶やハーブなどの色素や香り、アクなどの成分から発見された化学物質で高い抗酸化力が期待され、研究が進んでいます。

◎乳がんに効くナチュラルメディシン

乳がんに対して効く可能性がある成分はビタミンAです。また更年期前で、食事から高レベルのビタミンAを摂取している女性の場合、そうでない女性に比べて乳がん発生リスクが低くなると見られています。予防としては食品から摂取するβ-カロテン、オリーブオイル、大豆、葉酸があげられます。ただし胆石の方はオリーブオイルは避けてください。

そのほか、効く可能性のあるものに、ガーリック、サメ軟骨があります。同じレベルで紅茶、コーヒー、トマトにも予防効果がある可能性があります。

大豆製品の摂取量の多い東アジア人は子宮がん、乳がん、前立腺がんの死亡率が世界平均を大きく下回っていますが現在、日本では乳がんの罹患率が右肩上がりに増えています。

イソフラボンの摂取は乳がんのリスクも下げると考えられています。しかし摂り過ぎると発がんリスクが高まる恐れもあるとして、食品安全委員会は一日に摂っても安全な大豆イソフラボンの量を定めています。大豆食品から摂る程度の量であれば問題ありません。

◎子宮がん、卵巣がんを予防するナチュラルメディシン

子宮内膜がんを予防する可能性がある成分は魚油です。卵巣がんを予防する可能性がある成分はβ-カロテン、ウーロン茶、紅茶、緑茶です。イソフラボンなど健康食品の中には女性ホルモンに似たはたらきをするものがあるので、婦人科系がんのリスクの高い方は注意してください。

子宮頸がんは若い女性に、子宮内膜がんは閉経後の女性に増えています。子宮内膜がんや卵巣がんは更年期以降で、肥満や高血圧、糖尿病などの生活習慣病があるとリスクが高くなります。

婦人科系のがんでは、女性ホルモンであるエストロゲンと、プロゲストロンのバランスが大きく影響します。乳がんの治療薬が子宮の疾病のリスクを高めることもあります。

◎大腸がんに効くナチュラルメディシン

大腸がんは肥満や飲酒、喫煙などの生活習慣と、動物性脂肪、とりわけハムやソーセージなどの加工肉に加えて炭水化物や砂糖の摂り過ぎがリスク要因としてあげられています。

運動と野菜の摂取が予防に効果的とよくいわれますが、食物繊維については根拠が不十分とする調査結果があります。しかし一方で食物繊維の不足が大腸がんのリスクを高めるという調査結果もありますので、不足するとリスクが高まると考えたほうがよいでしょう。

国立がんセンターによれば一日少なくとも４００ｇの野菜、果物を摂ることを目安としています。かなりの量ですが、緑黄色、淡色を多種取りまぜてスープにすると摂りやすいでしょう。

また、予防効果がある可能性のあるのは、オリーブオイル、ガーリック、カルシウム、葉酸、ルテイン、コーヒーです。コーヒーは結腸・直腸がんのリスクを低減します。1日3杯以上のコーヒーを毎日飲むと、直腸がんのリスクが著しく低減することを示した研究もあります。

消化器

便秘に効くナチュラルメディシン

最近は過度なダイエットで便秘になる女性が増えています。食事の量が少ないと腸のぜん動が鈍くなり、便が大腸を通過する時間が長くなります。食物繊維が不足していることも原因です。まず水分を十分摂り、運動することを優先してください。

便秘に効くのはサイリウム（オオバコ）です。サイリウム、フスマなどの食物繊維は便の量を増やして、便通をよくします。これらは水分を吸収して乾燥時の何十倍にも膨らみます。最初は少量から始めて、十分な量の水と一緒に飲みましょう。

サイリウムに次いで便秘に効くのは、オリーブオイル、薬用につかわれるカスカラという樹皮、セイヨウイソノキ。次いでアロエ、イヌリン、寒天、キサンタンガム、グアーガムに効果がある可能性があります。

◎「腸内フローラ」というナチュラルメディシン

腸には100兆個の多様な細菌が棲みついていて、花畑に見立てて「腸内フローラ」とよばれています。わたしたちはよく善玉菌、悪玉菌とよんで悪い細菌があるように思いますが、健康なカラダには善玉、悪玉、両方が欠かせません。善玉菌だけでは病原菌への抵抗が弱くなるので、ある程度の悪玉菌が必要なのです。このバランスをとることで健康が保たれていて、そのために必要なのが腸内細菌の餌になる食物繊維です。

最近はホールフードといって、野菜や果物を皮までしっかり食べる健康法があります。リンゴやトマトなど、なるべく食物を皮ごと食べると水に溶ける食物繊維と溶けない食物繊維両方を摂取できて、腸内環境を健康に保てます。こうした食物繊維とともに乳酸菌やビフィズス菌を摂れば、胃酸で殺されることなく腸にたどり着く可能性が高いのです。

腸内フローラのバランスを整え、人体によい影響を与える菌をプロバイオティクスといいます。

胃に効くナチュラルメディシン

強いストレスが続くと空腹時にみぞおちが痛み、食べると痛みが少なくなるという胃潰瘍の症状を発症することがあります。ストレスで血管がけいれんして血液の流れが悪くなり、胃酸から胃の内壁を防御するための粘液が出にくくなるためです。

胃潰瘍に効果がある可能性がある成分は亜鉛です。

ビール、ワイン、ビタミンCにはヘリコバクター・ピロリ菌感染のリスクを減らす可能性があります。また乳酸菌はヘリコバクター・ピロリ菌の医療治療の補助として効果がある可能性があります。すでに潰瘍のある人はビールやワインは避けてください。

脳

記憶力をクリアにするナチュラルメディシン

記憶力に効果がある可能性のある成分は、ヒューベルジンA、ビタミンE、ホスファチジルセリン、鉄です。

認知症（アルツハイマー）に効くナチュラルメディシン

赤ワインに含まれるポリフェノールが認知症に有効だという研究が知られています。赤ワインにはフラボノイドの一種で高い抗酸化作用をもつケルセチンというポリフェノールが含まれています。このケルセチンをずば抜けて多く含むイチョウ葉も認知症、アルツハイマーに有効である可能性があるといわれています。イチョウ葉はアメリカではサプリメントですが、ヨーロッパでは医薬品ですので、多量に摂るのは危険です。

そのほかアルツハイマーには、カルニチン、セージ、ナイアシンとニコチンアミド、ビタミンE、ホスファチジルセリン、レモンバームに効果がある可能性があります。カルニチンは加齢による記憶力の低下に効く可能性のある成分です。

認知症は物忘れからはじまり、思考力や感情のコントロールができなくなってゆきます。加齢によるアルツハイマー病で、脳血管疾患を併発するケースが全体の40％を占めます。脳血管性認知症は脳梗塞や脳出血など血管障害によって損傷を受けることで発症します。肥満や、高血圧、糖尿病などの生活習慣病が根本原因です。どちらの場合にも、野菜や魚をよく食べることと、ウォーキングのような有酸素運動が効果的です。

心身の疲労

うつや落ち込みに効くナチュラルメディシン

落ち込みがちなときは、まず栄養が十分であるか食事を見直してみてください。落ち込みを解消するには、セント・ジョンズ・ワートが効果的ですが、重症の場合は有効ではないとされています。抗うつ剤と同じはたらきをしますから医薬品との併用は厳禁です。

ほかに、Ｓアデノシルメチオニン（ＳＡＭｅ）も気持ちを上げる効果があります。魚油、サフラン、ノニも効果がある可能性があります。また、不安感の解消には、パッションフラワーが効く可能性があります。

うつ病は男性よりも女性のほうが多く、特に40歳以降男性はうつ病患者数が減ってゆくのに対して女性は増え続け、70代がピークとなります。気分より先に体調に現れることが多く、原因のわからない痛みや倦怠感が続くときには注意が必要です。

頭痛に効くナチュラルメディシン

頭痛に最も有効なのはカフェインです。またマグネシウムも効く可能性があります。

緊張性頭痛の場合、ペパーミントオイルやペパーミントの葉を痛みのある部分に塗布すると効果がある可能性があります。偏頭痛の予防に効果がある可能性があるのはCoQ-10（コエンザイムQ10）、セイヨウフキ、ビタミンB_2です。

疲れに効くナチュラルメディシン

疲労にはビタミンB_1とニンニクに含まれるアリシンの化合物である医薬品アリチアミン（アリナミン）、クエン酸、肝機能を高めてくれるタウリン（合成のものは医薬品）に効果があるといわれます。天然のタウリンはイカやタコに多く含まれています。

細胞のミトコンドリアがエネルギーをつくるために必要な成分がＣｏＱ-10です。若いうちは体内で生産できますが年齢とともに生産量が落ちてゆきます。このコエンザイムＱ10が疲労回復に効くという情報が流れていますが確かなデータは見られません。コエンザイムＱ10欠乏症の症状に疲労感が含まれるため、このような説が広まったのでしょうか。

快眠のためのナチュラルメディシン

アメリカでは体内で生成される睡眠のためのホルモンであるメラトニンがサプリメントとして認められていますが、日本では認められていません。メラトニンは脳が放出するセロトニンからつくられます。セロトニンは朝や昼間に眼から日光を取り込むことで生成され、夜にメラトニンに変えられます。つまり、昼間、十分日光を浴びて体内リズムを整えることで夜眠れるようになるのです。

また、眠る前に一番大切なのはリラックスすることです。香りは脳の自律神経に作用する部分に直接はたらきかけて心身をリラックスさせてくれます。気に入った香りのアロマオイルやハーブティでゆったりくつろぐことも不眠解消法の一つです。

最近問題になっているのが「ブルーライト」です。スマートフォンやパソコンの画面から発せられるブルーライトとよばれる強烈な光が脳を興奮させてしまい、なかなか寝つけなくなってしまいます。就寝前にはパソコンやスマートフォンを控えるのがベストです。

不眠に効く可能性があるのはカノコソウです。

腰痛を解消するナチュラルメディシン

長時間のデスクワークで生じがちなのが腰痛です。

腰痛の解消にはヨガが効果的であるとされています。南アフリカのデビルズクローという植物には優れた抗炎症作用、鎮痛作用があり、関節の痛みに効果があると考えられます。日本ではライオンゴロシとよばれる植物です。ウィローバーク（柳の樹皮）にも効果がある可能性があります。

ストレスをケアするナチュラルメディシン

時間に追われて生活したり、仕事でがんばり過ぎるとストレスホルモンとよばれるコルチゾールが副腎で生成されます。生成されるときに大量のビタミンCを消費しますから、ビタミンCを多めに摂ることが必要です。

マッサージや瞑想にも効果がある可能性があります。基本に戻って考えれば無理をしたり働き過ぎたりする環境を避け、人としてバランスの取れた生活に変えてゆくことが本当の「ナチュラルメディシン」かもしれません。

その他

インフルエンザ、風邪に効くナチュラルメディシン

栄養や睡眠を十分取って、免疫力や体力の低下を防ぐことが重要です。

インフルエンザの効く可能性のある成分はエキナセア、エルダーベリー、システインです。

予防効果がある可能性があるのはアメリカジンセン、朝鮮人参です。

風邪にはドロップタイプの亜鉛、センシンレン、エキナセア、ビタミンCが効く可能性があります。ビタミンCには風邪の予防効果がある可能性があります。

気管支ぜんそくに効くナチュラルメディシン

ぜんそくの患者数は急増していて成人では1960年代のおよそ3倍に増えています。アレルギー反応やウイルス感染などを発端に発症します。カフェイン、コリン、小児ぜんそくに魚油、ピクノジェノールが効く可能性があります。予防効果の可能性があるのはβ-カロテンです。

めまい、立ちくらみに効くナチュラルメディシン

立ちくらみに効く可能性があるのは、紅茶、コーヒー、緑茶です。めまいに効く可能性があるのはイチョウ葉です。めまい予防にはショウガが効く可能性がありります。自覚症状がめまいだけであればあまり心配はいりませんが、耳鳴り、難聴、手足のしびれ、物が二重に見える、ろれつが回らないなどの症状がある場合は早めに医療機関での受診が必要です。高血圧、脂質異常症、糖尿病、動脈硬化などの疾患がある場合には、サプリメントは使用しないでください。

目のケアに役立つナチュラルメディシン

長時間のパソコン使用や、コンタクトレンズ、睡眠不足などで、多くの人がドライアイに悩んでいます。ドライアイに効果がある可能性があるのは魚油です。

日本で増えている加齢黄斑変性症は、加齢によって黄斑部が変化し、視野の中心部が見えなくなったり、物がゆがんで見える、視力が低下するなどの症状をもつ病気です。比較的進行の遅い萎縮型と、急速に進行して失明に至ることのある滲出型とがあります。これには魚油とルテインが効く可能性があります。魚油の中のＤＨＡには予防効果がある可能性があります。また、ビタミンB_{12}を葉酸およびビタミンB_6などのビタミン類と同時に摂取すると、予防に役立つ可能性があります。

参考文献

アリス・ウォータース、NHKエンタープライズ取材班『アリスのおいしい革命』文藝春秋、2013
アリス・ウォータース『アート オブ シンプルフード』小学館、2012
梅田悦生、大島実果子『果物はすべてクスリ』同文書院、2013
エイミー・グプティル、デニス・コプルトン、ベッツィ・ルーカル、伊藤茂訳『食の社会学―パラドクスから考える』NTT出版、2016
田中平三『サプリメント・健康食品の「効き目」と「安全性」』、同文書院、2007
センター・フォー・エコリテラシー『食育菜園 エディブル・スクールヤード マーティン・ルーサー・キングJr.中学校の挑戦』家の光協会、2006
トーマス・マクナミー、萩原治子訳『美味しい革命―アリス・ウォータースと〈シェ・パニース〉の人びと』早川書房、2013
『ナチュラルメディシン・データベース 健康食品・サプリメント［成分］のすべて』日本健康食品・サプリメント情報センター、2015
『病気・症状別 サプリメント・健康食品の効き目事典』同文書院、2009

第二章

効き目で選ぶ食とサプリ

効き目レベル

A 効きます。おそらく効きます
B 効果の可能性が科学的に示唆されています　C 効かない可能性が高いです
より根拠を要するレベル 現段階で結論づけることはできません。より多くの研究が必要です。

成分

AHA（α-ヒドロキシ酸）

Alpha Hydroxy Acids

ピーリングにフルーツの恵み／敏感肌には要注意

「本当に効く」レベル

・レベルA／日焼け、乾燥肌
※クリームまたはローションとして使用
・レベルB／にきび、にきび跡、肝斑
※クリームまたはローションとして使用

AHA（α-ヒドロキシ酸）は果物類に多く含まれるクエン酸、乳酸、酒石酸（しゅせき）、グリコール酸などの総称でフルーツ酸ともよばれます。肌は表皮、真皮、皮下組織の三層構造をしており、表皮はさらに四層構造になっています。

表皮の一番深いところで生み出された角層細胞はどんどん上部へと移動していきます。表皮の最も表面で外界と接する角層を構成しています。古くなった角層細胞は肌トラブルの原因となったり、肌色を悪くしてくすみのもととなることがあります。AHAは肌表面の古い角層細胞を落とすピーリング剤として、美容クリニックなどで使用されています。ただし、AHAによるピーリングや顔面への塗付は自己判断で行わず、皮膚科や美容クリニックでの施術をお勧めします。

ここに注意！

ＡＨＡの濃度が10％未満であればほぼ安全ですが、体質によっては太陽光線による光過敏を起こすことがありますので、日焼け止めを使用するなど紫外線対策を怠らないようにしてください。また、軽度の皮膚炎や腫れ、かゆみを引き起こすことがあります。敏感肌の方は角層がはがれることでかえって肌の状態を悪化させる場合がありますので注意してください。

ＡＨＡには酒石酸やグリコール酸など多くの種類がありますが、にきび跡の改善やシミなどの色素沈着にはグリコール酸によるピーリングが、肌を柔らかくすべすべにするには乳酸のローションが効果的のようです。また、紫外線による肌の老化には乳酸、酒石酸、グリコール酸などのローションやクリームが適しています。

食品

アサイー

acai

ブラジル生まれのスーパーフルーツ／科学的データは不十分

より根拠を要するレベル

・関節炎、脂質異常症

ブラジルの奥地アマゾンに自生するヤシ科の植物で、原産地のブラジルでは実をすりつぶしたペースト状のものを料理に使用します。ハワイではアサイーのスムージーにシリアルやフルーツをトッピングしたアサイーボウルが朝食代わりに食べられており、そのヘルシーさから日本でも人気をよんでいます。

アサイーの果実はブルーベリーによく似ていますが、その色はより濃い紫で遠目には黒く見えるほどです。この濃い紫色はポリフェノールに由来するもので、美白効果があるといわれるエラグ酸やフェルラ酸、緑茶に含まれるカテキンや赤ワインのアントシアニン、酸化防止剤として使用される没食子酸（もっしょくし）などのポリフェノール類が豊富に含まれており、その量はほかのベリー類より多いといわれています。ポリフェノールのほかにも鉄分やカルシウムを多く含んでいます。

アサイーはその強力な抗酸化力によりメタボリックシンドロームの改善や抗炎症作用、抗がん作用があるとする報告もあります。

ここに注意！

アサイーの安全性について十分に調べられた実績はありませんが、通常の食品として摂取する量ならばおそらく安全であろうと思われます。ただし、アサイーの濃縮ジュースを常用していた妊婦の胎児の心臓に異常が認められたとするアメリカの症例があります。安全のために妊娠中、授乳中の摂取は避けるべきでしょう。

また、アサイーはある種の酵素のはたらきを阻害するため、高血圧、むくみ、胃腸障害、アスピリンなどを服用している人もアサイーの摂取は避けてください。

食品

アセロラ

acerola

血管のサポーター／食べ過ぎが怖い

「本当に効く」レベル

・レベルA／壊血病の予防

より根拠を要するレベル

・心疾患予防、風邪予防、がん予防、うつ

アセロラはバルバドスチェリーの別名をもちます。果物の中で最も豊富にビタミンCを含むといわれ、100gに含まれるビタミンCはなんと1000〜2000mg。これはレモンの10〜20倍に相当する含有量です。

ビタミンCが足りないと、組織をつなぐコラーゲンの生成が阻害され、粘膜や血管が壊れて出血したり、肌が荒れたり、骨がもろくなります。

アセロラには豊富なビタミンCに加え、抗酸化作用の強いポリフェノールのアントシアニンやケルセチンも含まれています。ケルセチンはルチンなどとともにビタミンPともよばれ、血管を丈夫にすることで知られます。

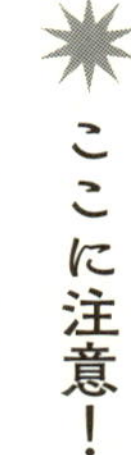

ここに注意！

アセロラは常温では2～3日しか保存することができないため、日本ではジュースやサプリメントで摂ることが一般的です。最近は沖縄や鹿児島など日本国内でも栽培されるようになりました。

サプリメントでは、もともとビタミンC含有量の多いアセロラに加え、さらにビタミンCを添加している製品も多く、ビタミンCの過剰摂取につながる恐れがあります。ビタミンCの過剰摂取は腎結石を引き起こす可能性があります。また、ビタミンCには痛風の発症を抑えてくれる効果が認められていますが、摂り過ぎると逆に尿酸値を上昇させる可能性があります。エストロゲンを吸収しやすくするのでエストロゲンの作用、副作用を増大させたり、ワルファリンの効果を弱める可能性もありますので、アセロラのサプリメントなど濃縮された商品の摂り過ぎには十分注意してください。

食品

アボカド

avocado

不飽和脂肪酸を豊富に含む果物の優等生／アレルギーに注意

「本当に効く」レベル

・レベルB／LDLコレステロールの低下、HDLコレステロールの増加

より根拠が必要なレベル

・動脈硬化、発毛促進、下痢

アボカドは、「森のバター」とよばれるとおり、濃厚な果実は脂肪分を豊富に含んでいます。アボカドに含まれる脂質はその80％が不飽和脂肪酸で、さらにその大半をオレイン酸と、血管をしなやかにするといわれるパルミトレイン酸の一価不飽和脂肪酸が占めています。

一価不飽和脂肪酸には中性脂肪値を下げる効果が知られていますが、アボカドにはLDLコレステロールを減少させ、HDLコレステロールを増加させる効果のあることが報告されています。LDLコレステロールとはコレステロールを細胞に運び込むので悪玉コレステロール、HDLは逆に余分なコレステロールを回収する

ので善玉コレステロールとよばれています。

アボカドの健康効果は不飽和脂肪酸だけではなく、豊富に含まれる食物繊維や、ビタミンEのはたらきも関与していると考えられています。

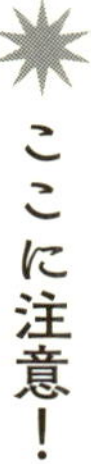

ここに注意！

アボカドは長く食されてきた果物ですから、通常食品として摂取する量の範囲内なら安全です。ただし、小さなお子さんや妊娠中、授乳中の女性にとって十分安全であるというデータはありませんので、あまり食べ過ぎないように注意しましょう。

また、樹液や天然ゴムに反応するラテックスアレルギーのある方は、アボカドやバナナ、クリ、メロン、モモ、キウイ、サクランボ、マンゴー、グレープフルーツなどでアレルギーを引き起こすことがあります。

食品

亜麻仁油 [flaxseed oil]

オメガ(ω)3必須脂肪酸の宝庫／摂り過ぎはダイエットの大敵

「本当に効く」レベル

・レベルC／脂質異常症、関節リウマチ

より根拠を要するレベル

・注意欠陥多動性障害、動脈硬化、乳がん、心疾患、糖尿病、高血圧、前立腺がん、ドライアイ、便秘、減量

亜麻仁油(あまにゆ)は亜麻という植物の種子を圧搾して得られる食用油で、50%以上がα-リノレン酸です。α-リノレン酸はオメガ(ω)3必須脂肪酸に含まれますが、日本人の食事摂取基準（2015年版）によると、成人女性の1日目安量は1.6〜2.0gで、そのうち1gをEPA／DHAとして摂取することが推奨されています。亜麻仁油は1日にティースプーン2分の1杯（1〜2g）程度を目安にするとよいでしょう。

日本の厚生労働省にあたるドイツの薬用ハーブ評価委員会では便秘、下痢、過敏性腸症候群、腸炎、憩室炎に対する使用が認められています。

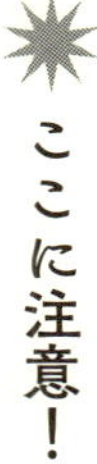

ここに注意！

適量であれば健康によい亜麻仁油ですが、エネルギー量はほかの脂質と同じですから、摂り過ぎは摂取カロリーの過剰を招きます。また、亜麻仁油によるアレルギー反応が複数報告されており、発疹、呼吸困難、嘔吐、腹痛などの症状が確認されています。

α-リノレン酸が前立腺がんのリスクを高める、あるいはすでに罹患している前立腺がんを悪化させるという報告がありますが、これを否定する研究報告もあります。ただし、亜麻仁油による前立腺がんのリスクはないとしています。

亜麻仁油は出血傾向を強める可能性があります。外科手術を受ける予定のある方や出血性の疾患がある方は摂取しないようにしてください。また、妊娠第2〜第3期における早産のリスクがあるとする報告があります。妊娠中、授乳中の方も亜麻仁油の摂取は避けてください。

食品

アマランサス

amaranth

NASAも認めたスーパーフード／科学的データは不十分

「本当に効く」レベル
・レベルC／脂質異常症

より根拠を要するレベル
・潰瘍、下痢、口内炎

NASAで宇宙食に選ばれたことで注目された雑穀類で、世界保健機関（WHO）で未来の食品と位置付けています。紀元前のインカ文明のころより、トウモロコシや小麦と同じように主食とされてきました。穀類としては珍しく、「アミノ酸スコア80」の良質のタンパク質を豊富に含みます。アミノ酸スコアとは人体を構成する必須アミノ酸9種類のバランスを点数で評価したものです。

飽和脂肪酸、一価不飽和脂肪酸、多価不飽和脂肪酸のバランスがよく、植物にはあまり見られないスクアレンを多く含んでいるのもアマランサスの特徴のひとつです。スクアレンは　肌のバリアとなる皮脂の主成分で、スクアレンに水素を添加して酸化しにくくしたスクワランは保湿剤として化粧品に利用されています。

アマランサスには、血液中のLDLコレステロールとHDLコレステロールのバランスを改善したり、血中脂質や血糖値を下げるという研究報告がありますが、科学的な根拠は十分とはいえないようです。

小腸の内壁に炎症が起こる自己免疫疾患のセリアック病（グルテン不耐症）は小麦に含まれるグルテンを摂取することで起こります。アマランサスは高タンパク質ですが、小麦に比べてグルテンの量がはるかに少ないため、セリアック病やアレルギー患者向けのパンをつくるのに適しています。

ここに注意！

ソバなどの穀類にアレルギーのある方は注意が必要です。

食品

アルファルファ

alfalfa

デトックス効果に期待／自己免疫疾患には禁忌

より根拠を要するレベル

・血中LDLコレステロール値の低下、腎臓病、膀胱の病気、前立腺疾患、気管支ぜんそく、関節炎、糖尿病、消化不良

アルファルファは牧草や牧草地の土壌改良に使われていましたが、食品としては1980年代にタブレット状のサプリメントとして登場、その後のスプラウトブームで食卓の定番野菜となりました。

アルファルファには高麗人参や大豆に含まれるサポニンが多く含まれています。サポニンは漢方処方によく用いられ、さまざまな薬効の一つに肝機能の改善があります。肝臓には体内の有毒物質を分解して無毒にするはたらきがありますが、肝機能が低下すると解毒作用が弱められてしまいます。サポニンは弱った肝臓を助けて毒素の排出を促すはたらきがあると考えられています。

アルファルファに含まれるβ（ベータ）-シトステロールなどの植物ステロールはＬＤＬコレステロールを低下させるはたらきがあり、特定保健用食品（トクホ）の許可成分となっています。ほかにもフラボンやイソフラボンなどのポリフェノールを含んでおり、機能性成分の豊富なスプラウト野菜として親しまれています。

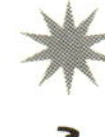

ここに注意！

アルファルファの種子に含まれるカナバニンというアミノ酸は脾臓の腫れを伴う不良性貧血を起こすことがあります。また、アルファルファにはイソフラボンが含まれているので、乳がん、子宮がん、子宮内膜症、子宮筋腫の患者や妊娠中、授乳中の女性は摂取しないでください。

糖尿病、腎臓病、全身エリテマトーデスや多発性硬化症、関節リウマチのような自己免疫疾患の方も摂取してはいけません。

健康食品

イチョウ葉

ginkgo

認知機能の改善に有効／製品の品質が重要

「本当に効く」レベル

・レベルB／認知症、レイノー症候群（指先、足先の血流障害）、歩行時の脚の痛み、めまい、PMS（月経前症候群）、緑内障、糖尿病性の眼疾患
・レベルC／耳鳴り、冬季うつ、高山病予防

より根拠を要するレベル

・加齢黄斑変性症、注意欠陥多動性障害、血栓、心疾患、脳卒中、脂質異常症、アテローム性動脈硬化、大腸がん、聴力の低下、気管支ぜんそく、気管支炎、ライム病による認知障害、消化器疾患、慢性疲労症候群、疥癬

イチョウ葉は洋の東西を問わず古くから民間医療に用いられてきました。中国ではぜんそくや気管支炎、ヨーロッパでは循環器や神経系の疾患に用いられてきました。ドイツ政府機関の医療用ハーブを評価する専門委員会では、記憶障害、めまい、耳鳴りに対するイチョウ葉エキスの使用を認めています。

イチョウ葉に含まれるギンコライドやフラボノイドは血管を拡張し、血小板が凝集するのを防ぎ、血液中の脂質が酸化されるのを抑制します。これらのはたらきに

より、認知症をはじめとするさまざまな薬理効果を現すと考えられています。

ここに注意！

イチョウ葉にはギンコール酸というアレルギー物質が含まれており、イチョウ葉製品への混入量は5ppm以下と決められています。イチョウ葉製品は品質のしっかりしたものを選び、絶対にイチョウの葉そのものを使用してはいけません。また、イチョウ葉は非常に多くの医薬品との相互作用が知られています。使用する際には医薬品との相互作用情報を必ず確認してください。

糖尿病、けいれん発作、出血性疾患の方は使用しないでください。また、妊娠を妨げる恐れがあり、妊娠を望む方や妊娠中、授乳中の女性も使用を避けてください。

健康食品

エキナセア

echinacea

風邪のひき始めに定番のハーブ／花粉症の人は要注意

「本当に効く」レベル

・レベルB／ひき始めの風邪
・レベルC／中耳炎

より根拠を要するレベル

・不安感、運動時の肺活量向上、歯肉炎、ヘルペス、インフルエンザ、扁桃炎、ぶどう膜炎、いぼ、尿路感染症、偏頭痛、慢性疲労症候群、湿疹、花粉症、アレルギー、注意欠陥多動性障害

エキナセアはアメリカ先住民の間で風邪やのどの痛みに用いられてきた薬用ハーブです。ヨーロッパで研究が進み、現在ドイツでは医薬品として扱われています。

エキナセアには免疫系統を刺激して白血球や顆粒球、マクロファージなどを活性化して免疫力を向上させることがわかっています。また、エキナセアに含まれる多糖類が抗ウイルス活性を示すことも報告されています。風邪のほかにもインフルエンザウイルスやヘルペスウイルスに対しても効果があると考えられていますが、科

学的なデータは十分ではありません。ドイツ保健庁の薬用ハーブ評価委員会ではエキナセアの連続使用期間を最長で6週間としています。これは連続して使用しているとエキナセアの効果が薄れてくる可能性があるためです。

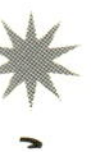

ここに注意！

エキナセアは安全性の高いハーブですが、キク科の植物であり、キクやブタクサ、マリーゴールドなどにアレルギーのある方やアトピー性皮膚炎の方はアレルギー反応を起こす可能性がありますので、使用を避けるべきでしょう。

また、エキナセアは免疫作用を活性化するため、自己免疫疾患やエイズの患者は使用するべきではありません。体質の変わりやすい妊娠中、授乳中も使用を避けたほうがいいでしょう。

成分

エクオール

equol

腸内フローラがつくるスーパーイソフラボン／つくれる人は30～60％

「本当に効く」レベル

・レベルB／更年期障害

より根拠を要するレベル

・メタボリックシンドローム、骨粗しょう症、しわの抑制、乳がん、糖尿病、心疾患、脂質異常症、前立腺がん

イソフラボンをはじめとする大豆の健康効果はよく知られていますが、大豆イソフラボンによって体内でつくられるエクオールはさらに健康効果が高いといわれます。エクオールはイソフラボンが腸内細菌によって分解されたものですが、イソフラボンよりも女性ホルモンに近い作用が強いスーパーイソフラボンとしてはたらきます。

エクオールをつくれる人は、全体のおよそ30～60％しかいませんが、大豆食品をあまり食べない若い世代ではさらに少なく、20～30％しかいないといわれています。

イソフラボンを投与して更年期症状や骨密度の変化を調べたところ、エクオールをつくれる人は、エクオールをつくれない人よりも、骨を丈夫にしたり更年期症状を和らげるイソフラボン効果の恩恵を受けやすいことが報告されています。

エクオールをつくる腸内細菌についてはまだ詳細がわかっていませんが、イソフラボンと一緒にフラクトオリゴ糖などを摂るとエクオールが増えると考えられます。

ここに注意！

サプリメントによるイソフラボンの摂取上限量は、食品安全委員会により30mgとされています。多くのエクオール・サプリメントはイソフラボンに換算した摂取上限量の範囲内にあり、摂取目安量を守っている限り安全といえるでしょう。しかし、乳がんや子宮がんなどの既往歴、家族歴のある方はエクオール・サプリメントを摂取しないほうがいいでしょう。妊娠中、授乳中も使用を避けるべきでしょう。

食品

オオムギ

barley

食物繊維は白米の20倍／医薬品の吸収を妨げる恐れあり

「本当に効く」レベル

・レベルA／脂質異常症、胃がん予防
・レベルC／大腸がん予防

より根拠を要するレベル

・気管支炎、下痢、胃腸炎、おでき、減量

オオムギで近年注目されているのはオオムギに含まれる豊富な食物繊維です。オオムギには100g当たり9.6gの食物繊維が含まれています。

このオオムギの食物繊維9.6gのうち、約6gが水に溶ける水溶性食物繊維です。水溶性食物繊維は腸の中で水分を吸収して大きく膨らみ、食べ物の吸収を緩やかにします。そのため血糖値が上がりにくく、満腹感が長く続くので糖尿病予防によいといわれています。

水溶性食物繊維は余分なコレステロールや脂質を吸着して体外に排出するので、LDLコレステロールや中性脂肪の上昇を抑えるはたらきもあります。また、オオムギには水に溶けない不溶性食物繊維も含まれており、腸のはたらきをよくして便のかさをまし、便通をよくするはたらきがあります。

オオムギの若葉は青汁の原料として使用され、オオムギの麦芽は麦芽糖やビールの原料となります。麦芽にもオオムギと同様、脂質異常症や胃がん予防に効果があるとする報告があります。

安全のために

オオムギの麦芽には微量の植物毒素が含まれており妊娠中、授乳中の大量摂取は避けるべきとされています。また、オオムギに含まれるグルテンによって、小腸が炎症を起こし、吸収不良を起こすセリアック病という自己免疫疾患を悪化させる恐れがあります。セリアック病や交感神経過敏のある方はオオムギの摂取を避けるようにしてください。

食品

オリーブ olive

地中海式ダイエットの主役／酸化しないよう保存の仕方に注意

「本当に効く」レベル

・レベルB／脂質異常症、高血圧、心疾患、乳がん予防、大腸がん予防

より根拠を要するレベル

・糖尿病、胆石、肝臓病、偏頭痛

オリーブの葉は抗菌性があり、中東諸国では古くからオリーブ葉のお茶を健康増進のために用いてきました。オリーブの実を圧搾して得られるオリーブオイルは、70％以上が健康によいオレイン酸です。

1950年代に米ミネソタ大学の研究者を中心に、日本、アメリカ、ギリシア、オランダ、フィンランド、イタリア、旧ユーゴスラビアの7カ国で食事内容と心臓病の関連について調査が行われました。その結果、地中海沿岸では心臓病による死者の割合が低いことがわかりました。

その後の研究でも、オリーブオイルをふんだんに使った地中海式の食事が糖尿病や肥満のリスクを低下させると報告されています。この結果をもとに考案された地中海式ダイエットでは食べる食材の頻度をピラミッドに見立てて、肉を食べるのは月に1回、魚や卵、スイーツは週に1回、チーズやヨーグルト、新鮮な野菜と果物、そしてオリーブオイルは毎日欠かさない、としています。

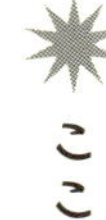

ここに注意！

オリーブオイルは誤った保存方法ではすぐに酸化してしまいます。光に当たらないよう遮光ビンに入れ、しっかりとフタをして、涼しい場所に保管してください。また、5℃以下になるとシャーベット状に固まってしまうので、冷蔵庫に入れると風味や味が低下してしまいます。また、卓上用の小ビンに移し替えたり、ディスペンサーに継ぎ足したりすることでも味が劣化します。正しく保存すればビン詰めにされてから12～18ヶ月はおいしくいただけます。

食品

ガーリック

garlic

アンチエイジングに最適／食べた後にはリンゴを

「本当に効く」レベル

・レベルB／高血圧、アテローム性動脈硬化、大腸がん、前立腺がん、胃がんの予防、ダニよけ、皮膚真菌症予防

・レベルC／糖尿病、ピロリ菌の抑制、乳がん、肺がん、閉塞性動脈硬化症

より根拠を要するレベル

・風邪、前立腺肥大、関節炎、アレルギー、インフルエンザ、慢性疲労症候群

ニンニクの健康効果は、においのもとであるアリシンという化合物によるものです。ニンニクを刻んだりすりおろしたりすることで、アリインという成分がアリシンに変化します。アリシンやアリインなど硫黄を含む化合物には強力な抗菌・抗ウイルス作用があり、感染症にかかりにくくしてくれます。

アリシンはビタミンB_1（チアミン）と結合することでアリチアミンとなり、チアミンの疲労回復効果を長時間持続させます。疲労回復に用いられるアリナミンはアリチアミンをベースに開発された医薬品です。

アリシンを温めた油に溶かすとアホエンという化合物に変化します。アホエンにはアリシンがもつ効果のほかに、コレステロールを低下させたり血栓をできにくくする作用や抗腫瘍作用があります。アホエンは40～80℃の油で生成されやすく、それ以上の温度では分解されてしまいます。

また、アリシンは加熱されることで強力な抗酸化物質のスコルジニンという化合物に変化します。スコルジニンは末梢血管を拡張して冷えを防ぎ、心筋に作用して心臓の鼓動を力強くします。

ここに注意！

ニンニクは長く食されてきた食品ですから、ほとんどの人にとって安全です。ただし、胃潰瘍、十二指腸潰瘍のある人やユリ科の植物にアレルギーのある人は摂取してはいけません。なお、食べた後の口臭にはリンゴが最適です。リンゴに含まれるリンゴ酸がアリシンを分解してくれるので速やかににおいを消してくれるでしょう。

食品

柿

persimmon

柿渋に秘められた高い機能性／干し柿は高カロリーなので食べ過ぎに注意

より根拠を要するレベル
・高血圧、便秘、脳卒中、むくみ、血流改善

昔から「柿が赤くなると医者が青くなる」といわれますが、生の柿はビタミンCやβ-カロテン、さらにはポリフェノールの集合体である柿タンニンを豊富に含みます。生柿の果肉に黒いゴマのような斑点が見られますが、これが柿タンニンを蓄えたタンニン細胞です。動物による実験では、柿の果汁をあらかじめ飲ませておくと、飲酒をした後でも血液中のアルコール濃度があまり上がらないという結果が得られています。

生柿に多いビタミンCは干し柿にすると減少してしまいますが、β-カロテンは逆に増えます。また、水分が減るので食物繊維の割合が多くなります。干し柿

100g当たりの食物繊維量は14gで、これは成人女性の食事摂取基準の約8割に相当します。ただし、干し柿のカロリー量はかなり高く、100gで276kcalもあります。食べ過ぎにはくれぐれも注意しましょう。

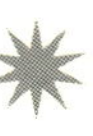

ここに注意！

日常的に大量の柿を食べる習慣がある人の胃や腸に、柿のタンニンが固まって結石をつくることがあります。この柿結石で腸閉塞を起こし、開腹手術で取り除いたという例が数多くあります。また、柿にはカリウムが多く含まれていますので、利尿効果により体が冷えることがあります。柿は大量に食べないようにしましょう。

食品

カボチャ

pumpkin

女性にもうれしいパンプキンシード／丸ごと美容成分のヘルシー野菜

「本当に効く」レベル

・レベルB／前立腺肥大症（カボチャ種子油）

より根拠を要するレベル

・寄生虫の駆除、排尿障害、肝炎

ジャマイカの大学が行った試験によると、カボチャ種子は女性の更年期症状に効果があるようです。この試験では、閉経後の女性に対して、被験者がどちらかわからないように小麦胚芽油とカボチャ種子油のいずれかを12週間摂取してもらったところ、カボチャ種子油を摂取したグループでは、HDLコレステロールが増えて血圧が下がり、ほてりや頭痛、関節の痛みなどが軽減されたとしています。

カボチャの果肉にはビタミンCやビタミンE、β-カロテンなど肌によい抗酸化ビタミンが多く含まれていますが、体内でビタミンAに変化するβ-カロテンは、日本のカボチャよりも西洋カボチャのほうにより多く含まれています。

最新の日本食品標準成分表によれば、日本カボチャのβ-カロテンが100g当たり730μgなのに対し、西洋カボチャには4000μgも含まれています。これをビタミンAに換算すると330μgとなり、成人女性の1日摂取目安量のおよそ半分に当たります。

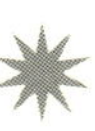

ここに注意！

β-カロテンや食物繊維は黄色い実の部分より皮のほうにより多く含まれているのです。また、β-カロテンやビタミンEは油と一緒に摂ると吸収率が高まります。カボチャは捨てるところのない栄養満点の野菜ですから、残さず丸ごといただきましょう。

食品

寒天

agar

ダイエットと健康の救世主／ビタミンやミネラルも吸着してしまうので要注意

より根拠を要するレベル

・便秘、糖尿病、肥満

寒天は全体の80％が食物繊維で、不溶性食物繊維のアガロースと水溶性食物繊維のアガロペクチンの両方を含んでいます。不溶性食物繊維は水に溶けず水分を吸収して大きく膨らみ便のかさを増します。水溶性食物繊維は水分とよくなじんでゼリー状になり、余分なコレステロールや脂肪、腸内の不要な物を包み込んで便として排出します。また、便に適度な水分を与えるので便が硬くなりすぎるのを防いでくれます。

寒天の食物繊維は特定保健用食品（トクホ）にも使用されており、「おなかの調子を整えて便通を改善する」という表記が許可されています。食物繊維を十分に摂ると、胃の中にある食べ物が小腸に送られるスピードがゆっくりになり、小腸での糖質の吸収を遅らせるので血糖値も上がりにくくなります。

寒天は腸内細菌のえさとなり腸内フローラを改善するほか、日本癌学会の発表によればアガロペクチンは体内で一酸化窒素が過剰につくられるのを抑制するといいます。一酸化窒素は血管を拡張するために欠かせない化合物ですが、増え過ぎると大腸がんの原因になるといわれています。

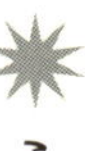

ここに注意！

寒天は10gで1リットルの水を固めることができますので、粉寒天などを水なしで飲むのは非常に危険です。必ず水に溶かしてから摂るようにしましょう。また、寒天はほぼゼロカロリーなので、いくら食べても太ることはありませんが、あまり大量に食べると食品中のビタミンやミネラルが吸収されにくくなります。一度に食べる寒天は乾燥重量で2g程度にとどめておきましょう。

成分

ストレス社会に生きる現代人に必須の栄養素／低血圧に注意が必要

ガンマ-アミノ酪酸(GABA)

GABA(gamma-amino butyric acid)

「本当に効く」レベル

・レベルB／高血圧、乗り物酔い

より根拠を要するレベル

・脳性まひ、気管支炎、クッシング病、ハンチントン病、髄膜炎、ストレス、不安神経症、PMS(月経前症候群)、注意欠陥多動性障害、ダイエット

ガンマ-アミノ酪酸はGABAと略されています。GABAには神経の興奮を鎮めたり、眠りにつきやすいように心身をリラックスさせるはたらきがあります。

GABAなどの神経伝達物質は、ちょうど鍵と鍵穴のように物質ごとに結合する受容体があり、脳の中にはGABAと結合するGABA受容体があります。しかし、食事やサプリメントなど食品として摂った場合、GABAは脳の入り口にある血液脳関門というフィルターを通過できず、脳に到達できません。それなのにGABAにトクホの表示どおり「血圧が高めの方」の血圧を下げる効果があるのには理由があります。

このGABA受容体は実は腸内にも存在しているのです。GABAと同様、脳内神経伝達物質のセロトニンも腸に受容体が存在しています。近年の研究で脳と腸には密接な神経のつながりがあり、脳にストレスを与えるとおなかが痛くなり、逆におなかの調子が悪いと脳内に不安感が生まれるなど、「脳腸相関」の関係にあると考えられています。脳腸相関をよい関係に保つことが健康の鍵です。GABAは、発芽玄米やぬか漬けなどに多く含まれています。

ここに注意！

GABAはアミノ酸のグルタミン酸に酵素がはたらくことでつくられますが、このとき、酵素を助ける補酵素としてビタミンB_6が必要となります。GABAはトクホの表記にもあるとおり、血圧を下げる作用があるので、ほかの血圧降下薬やサプリメントとの併用は危険です。

食品

キャベツ

cabbage

胃腸のためには生食を／甲状腺疾患の人は避けること

「本当に効く」レベル

・レベルB／授乳時の乳房の張り（塗布）

より根拠を要するレベル

・がん予防、胃の痛み、胃潰瘍、胃酸過多、気管支ぜんそく、食欲不振、吐き気、骨粗しょう症

生のキャベツにはビタミンCが豊富に含まれていますので、皮膚や骨の健康にいい食べ物です。また、胃酸が出過ぎないように抑え、胃粘膜の修復を助けるキャベジンという物質（かつてはビタミンUとよばれた）も含まれています。

キャベツを含むアブラナ科の植物には強い抗がん作用をもつ、グルコシノレートという化合物が含まれています。また、肝臓での解毒作用を促進することで、がんの発生を抑えるはたらきもあると考えられています。

キャベツのほかに、ブロッコリー、ダイコン、小松菜、クレソン、カブなど、ア

ブラナ科野菜の新芽にはグルコシノレートが豊富に含まれており、ブロッコリースプラウトやカイワレダイコンはデトックス野菜として人気があります。

ここに注意！

日常的に海藻類を食べている日本人ならば心配はいりませんが、病気などで甲状腺の機能が低下している方はキャベツなどアブラナ科野菜の摂り過ぎに気をつけてください。

生後3ヶ月までの赤ちゃんは胃の中に空気があるとミルクをうまく飲むことができません。お母さんの食べたキャベツやタマネギは赤ちゃんのおなかの中でガスを発生させ、おなかが痛くなることがあります。授乳中のキャベツやタマネギは控えてあげましょう。

成分

共役リノール酸

GLA(conjugated linoleic acid)

ダイエットからがん予防までマルチな機能／科学的な裏づけは今ひとつ

「本当に効く」レベル

・レベルB／大腸がん、肥満

より根拠を要するレベル

・乳がん、脂質異常症

共役リノール酸は1980年代にがんが発生するのを抑える物質として発見されました。その後の研究で、肥満、高血圧、糖尿病、動脈硬化、抗アレルギー、骨粗しょう症、運動機能の向上などさまざまな機能について多くの報告がされています。

アフリカの先住民マサイ族は牛や羊の遊牧で生活する遊牧民ですが、男性の仕事は放牧と家畜を守るために猛獣と戦うことです。マサイ族の主食は牛乳と牛の血、それと独自の発酵乳で、日常的に共役リノール酸を非常に多く摂っています。彼らの驚異的な身体能力の高さと体脂肪の少なさは共役リノール酸によるものである、とする研究もあるほどです。共役リノール酸は細胞の中にある中性脂肪を分解して燃焼させる手助けをします。また、共役リノール酸は牛乳や乳製品に含まれていますが、天然に含まれる量はわずかなため、サプリメントや食品に添加される共役リノール酸は紅花油や大豆油に水素を添加してつくられます。共役リノール酸は広い意味でのトランス脂肪酸に含まれますが、マーガリンやショートニングに含まれるトランス脂肪酸のような発がん物質ではなく、アレルギーを起こすこともありません。

ここに注意！

共役リノール酸が効果を現すためには、少なくとも1日に2〜3gは摂取する必要があるようです。通常の食事から摂取できる量は1日におよそ0.1〜0.2g程度ですから、サプリメントを利用するのがいいでしょう。

成分

魚油

fish oil

血液と脳の必須栄養素／大量摂取に注意

「本当に効く」レベル

・レベルA／脂質異常症（高トリグリセリド血症）、心疾患予防
・レベルB／高血圧、関節リウマチ、月経痛、注意欠陥多動性障害、レイノー症候群（手足の冷え）、脳卒中、骨粗しょう症、アテローム性動脈硬化、腎臓病、双極性障害、減量、子宮内膜がん予防、加齢黄斑変性症、抗リン脂質抗体症候群による流産防止、乾癬、脂質異常症（高LDLコレステロール血症）、気管支ぜんそく
・レベルC／狭心症、歯肉炎、肝臓病、閉塞性動脈硬化症、筋肉痛予防、乳房痛、発疹、胃潰瘍、糖尿病

より根拠を要するレベル

・アレルギー、アルツハイマー病、アトピー性皮膚炎、心房細動、うつ病、ドライアイ、がん、白内障、慢性疲労症候群、慢性腎臓病、潰瘍性大腸炎、サリチル酸過敏症、統合失調症、全身性エリテマトーデス、不整脈

一般的に魚油とよばれているのはDHA（ドコサヘキサエン酸）とEPA（エイコサペンタエン酸）をそれぞれ30％程度含む魚由来の油です。DHA／EPAを多く含むのはイワシやサバ、アジやマグロなど青魚の仲間です。

ＥＰＡが多く含まれる細胞膜は丈夫で柔軟性に富むので、赤血球が変形しやすくなり毛細血管での血液の流れがよくなります。ＬＤＬコレステロールを減らし、炎症やアレルギーの症状を和らげる作用もあります。ＥＰＡの一部は体内でＤＨＡに変化します。ＤＨＡは脳に到達すると、記憶力や判断力を高めて脳のはたらきを高めます。心臓病の予防、視力の回復にも効果があるようです。

ここに注意！

サプリメントで摂る場合は必ず使用期限内に使い切るようにしましょう。出血しやすくなるので摂り過ぎないよう1日3g以内にとどめてください。ペースメーカーを埋め込まれている方は不整脈のリスクが高まりますので魚油サプリメントの摂取に関しては医師とご相談ください。またアメリカではがんの化学療法の効果を阻害する可能性があるとして研究者が警鐘を鳴らしています。

食品

クコ

lycium

古来からの漢方生薬に新しい美白作用／妊娠中は食べないこと

より根拠を要するレベル

・糖尿病、高血圧、発熱、マラリア、がん、血行障害、ED（勃起障害）、めまい、耳鳴り

漢方生薬として古くから肝臓と腎臓の滋養強壮に用いられてきました。漢方薬としての薬効は「肝と腎と血に滋養を与え、視力を回復する」というものです。クコの実に含まれるベタインには、肝臓に脂肪が蓄積するのを抑えて脂肪肝を予防したり、肝機能を向上させる作用があるといわれています。

ベタインはアミノ酸の一種で天然の界面活性剤として知られています。浸透力と保湿性が高く髪や肌にうるおいと弾力を与えます。主にシャンプーやヘアケア製品に添加されていますが、刺激が少ないので敏感肌にも最適です。

その他の成分として、目の網膜に含まれるゼアキサンチン、血糖値の上昇を抑えて脂肪燃焼を促進するクロロゲン酸なども含まれています。動物による試験では、クコの実には血圧を下げるはたらきや免疫細胞を増やす作用も認められています。

紫外線のＵＶＢは強力で、肌の細胞を傷つけて赤く炎症を起こします。一方、ＵＶＡはＵＶＢほど強力ではありませんが、皮膚の奥深くまで到達してメラニンをつくりだすメラノサイトを刺激して、肌に黒い色素沈着を起こします。クコの実のエキスを飲んでおくとＵＶＢ、ＵＶＡどちらのダメージからも肌を守り、回復を早めてくれるそうです。

ここに注意！

クコの実は血圧を下げるため、低血圧の方や血圧降下薬を使用している方は注意が必要です。また、ベタインには月経の促進や妊娠中絶薬としての作用があるため、妊娠中や授乳中はクコの実を摂らないようにしてください。

クズ

kudzu

食品

漢方生薬に見出された新しい機能性／外国種のサプリメントは要注意

より根拠を要するレベル

・胸の痛み、アルコール依存症、更年期症状、脳卒中、二日酔い、筋肉痛、はしか、赤痢、胃炎、発熱、下痢、風邪、インフルエンザ、発汗、高血圧

葛湯や葛餅で日本人にはなじみの深いクズ。風邪のひき始めに処方される葛根湯は、古くから漢方生薬として利用されてきました。また、クズには女性ホルモンのエストロゲンとよく似た作用をするイソフラボン類が含まれています。

イソフラボンの仲間にはいくつもの種類がありますが、クズに含まれているのは大豆イソフラボンの中心であるダイゼインと、クズとその仲間に特徴的なプエラリンです。一時期、「豊胸サプリ」として人気のあった「プエラリア」もクズの仲間で、その主成分はプエラリンです。

近年の研究で、プエラリンにはビタミンEの100倍に相当する抗酸化力がある

ことがわかりました。風邪に対する効果や更年期症状の緩和など、これまで知られている作用のほかに、血糖値を下げたり脳や心臓への血流量を増やすなど、生活習慣病への効果も期待されています。

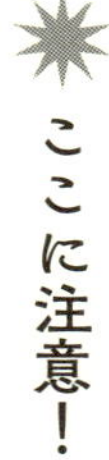

ここに注意！

クズには血糖値を下げる作用がありますので、同じように血糖値を下げるサプリメントや血糖降下薬と併用することは危険です。急激に血糖値が下がるとしばしば意識障害を引き起こします。また、クズによって出血しやすくなる場合があり、出血を止める薬の効果を弱める恐れがあります。

クズは女性ホルモンに似た作用をするので、乳がん、子宮がん、卵巣がん、子宮内膜症、子宮筋腫など女性ホルモンに関する病気の方は摂らないようにしてください。クズの仲間「プエラリア・ミリフィカ」にはさらに強力な女性ホルモン作用がありますので、いっそうの注意が必要です。

食品

クランベリー

cranberry

美白成分を含むメジャーフルーツ／摂り過ぎると腎結石の原因に

「本当に効く」レベル

・レベルB／尿路感染症の予防
・レベルC／糖尿病

より根拠を要するレベル

・尿のにおい消し、前立腺肥大、皮膚炎、がん、慢性疲労症候群

クランベリーはジュースやお菓子づくり、料理用のソースとしても利用される、アメリカで最もポピュラーなフルーツの一つです。ネイティヴ・アメリカンは食用のほかに、泌尿器系の病気やおなかの不調などに対する民間薬としても使用してきました。

クランベリーが尿路感染症や膀胱炎などによいといわれるのは、その成分に秘密があります。クランベリーにはアントシアニンやケルセチン、キナ酸などの抗酸化物質や抗菌物質が多く含まれており、尿路の細胞が細菌に感染するのを防いでいるからだと考えられています。

もうひとつクランベリーに特徴的な成分がアルブチンです。アルブチンもまた、尿路での細菌感染を防ぐ作用がありますが、実は肌にシミや黒ずみをつくるメラニン色素の合成を抑えるはたらきもあるのです。美白剤として化粧品にも配合されています。

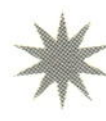

ここに注意！

クランベリーにはシュウ酸が含まれているので、大量に摂ると腎臓で結石ができる可能性があります。果汁にしておよそ1日に1リットル以上のクランベリーを摂ると、腎結石のリスクが高まります。過去に結石を患ったことのある方はクランベリーの摂り過ぎに注意してください。

クランベリーにはアスピリンの主成分と同じ化合物が含まれています。アスピリンにアレルギーのある方もクランベリーには注意してください。

成分

ケルセチン

quercetin

血管をしなやかにするビタミンP／効率よく摂るにはタマネギの皮がおすすめ

「本当に効く」レベル

・レベルB／前立腺炎の痛みを軽減

より根拠を要するレベル

・心臓病、脂質異常症、高血圧、肺がん、卵巣がん、すい臓がん、動脈硬化、糖尿病、白内障、花粉症、統合失調症、気管支ぜんそく、痛風、ウイルス感染症、慢性疲労症候群、がん

ケルセチンはフラボノイドとよばれるポリフェノールの一種で、黄色い色素成分です。タマネギやリンゴ、クランベリーなどに多く含まれ、ビタミンのようなはたらきをするところからビタミンPともよばれます。ケルセチンに糖が結合したルチンはソバに多く含まれています。

ケルセチンは抗酸化力が強く、細胞膜を丈夫にして血管をしなやかに保つ作用や、血液中のコレステロールが酸化されるのを防いで、動脈硬化の予防にも役立つと考えられます。ケルセチンは細胞膜をしなやかにするので、赤血球も柔軟で変形しや

すくなり、毛細血管などの細い血管でも血液の流れがよくなります。

タバコを吸ったり、ストレスや睡眠不足になると赤血球は酸化によるダメージを受けてしまいますが、ケルセチンは強力な抗酸化力により赤血球のダメージを防ぐといわれています。また、グルコサミンとコンドロイチンにケルセチンを併用すると関節の痛みを緩和するという報告もあります。

ここに注意！

ケルセチンはタマネギを半分から1個摂ることで、効果が期待できるとされています。タマネギの茶色い皮には実の部分の20～100倍のケルセチンが含まれています。また、ケルセチンは水に溶けにくい性質をもつので油分と一緒に摂ると吸収率が高まります。最近ではタマネギの皮を乾燥させて粉末にした商品が販売されていますので、料理にも手軽に利用できるようになりました。

食品

コーヒー

coffee

ワインに匹敵するポリフェノールを含む／たくさん飲むよりゆったり楽しもう

「本当に効く」レベル

・レベルA／覚醒作用
・レベルB／大腸がん予防、食事性低血圧、パーキンソン病予防、胆石予防、糖尿病予防
・レベルC／食道がん予防、胃がん予防、乳がん予防

より根拠を要するレベル

・痛風、肺がん、認知機能の改善

コーヒーにはカフェインが含まれており、眠気覚ましや集中力のアップによいといわれています。しかし、実はカフェインよりも抗酸化物質のポリフェノールをより多く含んでおり、その量は緑茶の2倍、赤ワインに匹敵するほどです。

コーヒーに含まれるポリフェノールはクロロゲン酸とカフェ酸が主ですが、クロロゲン酸には体内で糖がつくられるのを防ぐ作用があり、糖尿病の予防によいと考えられます。また、肝臓に中性脂肪が蓄積するのを防ぎ、脂肪肝を予防するともい

われています。クロロゲン酸は焙煎の熱で分解されて含有量が減ってしまいますが、最近はクロロゲン酸を強化した焙煎コーヒーが商品化されています。

もうひとつの抗酸化物質カフェ酸はコーヒー酸ともよばれ、リラックス効果やがん予防、動脈硬化の予防にいいといわれています。動物実験では、紫外線によるシミのもとであるメラニン色素の生成を抑える効果が確認されており、コーヒーの美容効果に関するさらなる研究成果が待たれています。

ここに注意！

コーヒーはカフェインを多く含むため、飲み過ぎは不眠につながったり、血圧の上昇、心臓への負担を大きくします。１日に６杯以上のコーヒーはカフェイン依存になる可能性があります。コーヒーは１日３杯程度にとどめましょう。心臓病、骨粗しょう症、緑内障、出血性の病気の方はコーヒーを避けるべきでしょう。

食品

ココナッツオイル

coconut oil

体脂肪が付きにくく認知症にも効果的／油脂類は摂取バランスが大切

より根拠を要するレベル

・乾癬、心臓病、肥満、脂質異常症、下痢、乾皮症

アメリカの女性小児科医が、若年性アルツハイマー病を発症した夫をココナッツオイルで回復させた、として一躍有名になりました。その後、オーストラリア出身のスーパーモデルが「美容のために毎日飲んでいる」として、ブームになりました。

油脂類の主成分は「脂肪酸」です。油の性質は脂肪酸の長さによって異なります。紅花油やオリーブ油のオレイン酸、コーン油や大豆油のリノール酸をはじめ、α-リノレン酸やEPA、DHAなど大半の油は長鎖脂肪酸で、脂肪組織や肝臓などに蓄積して体脂肪となります。

一方、ココナッツオイルやヤシ油の50％以上をしめるラウリン酸は、長鎖脂肪酸

に比べて非常に短い時間でエネルギーとなる中鎖脂肪酸で、体脂肪になりにくいのです。

通常、脳がエネルギー源として使うのはブドウ糖ですが、ブドウ糖が不足するとかわりに肝臓で「ケトン体」がつくられ、脳のエネルギー源として供給されます。中鎖脂肪酸は長鎖脂肪酸と比べると、約10倍のケトン体をつくることができます。

アルツハイマー病の人は脳がうまくブドウ糖を使うことができません。常に脳のエネルギーが不足している状態ですが、ケトン体を供給することによりアルツハイマー病患者の記憶力が改善された、という報告があります。

ここに注意!

ココナッツオイルは飽和脂肪酸です。飽和脂肪酸、一価不飽和脂肪酸、多価不飽和脂肪酸の食事から摂るべき比率は3対4対3が理想とされています。

食品

ゴボウ

burdock

ダイエットからアンチエイジングまで／皮も食べるのがポイント

より根拠を要するレベル

・むくみ、発熱、食欲不振、痛風、にきび、ドライスキン、乾癬

ゴボウに含まれる食物繊維の量は野菜の中でもトップクラスです。水に溶けない不溶性食物繊維のセルロールとリグニンは、腸の中で水を吸って膨らみ、腸を刺激して便通をよくします。

ゴボウに含まれる水溶性食物繊維はイヌリンで、水を吸うとゼリー状になって胃腸の中をゆっくり進みます。このとき余分なコレステロールや糖質を吸着してコレステロール値や血糖値を正常に保つはたらきをします。イヌリンは大腸内で発酵して分解されるとオリゴ糖に変わります。オリゴ糖はビフィズス菌などの善玉菌のえさとなり、腸内フローラのバランスを整えてくれます。

ゴボウには免疫細胞に作用してアレルギー物質を抑制し、炎症やアレルギーの発症を抑える物質が含まれていると考えられています。また、皮の部分にはクロロゲン酸やタンニンなどのポリフェノール類が豊富に含まれており、アンチエイジングに効果があるともいわれています。ゴボウの皮にはポリフェノールのほかにもうまみ成分のグルタミン酸が豊富に含まれています。

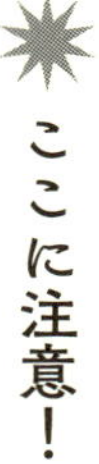

ここに注意！

ゴボウ茶のつくり方
皮がむけてしまわないように土を洗い落とし、ささがきゴボウにします。
2日ほどの天日干し、またはラップせずに電子レンジで水分を飛ばします。
フライパンでから煎りして完成。
急須に入れて熱湯を注ぎ5分ほどでおいしいゴボウ茶のできあがり。
出がらしも煮物やきんぴらなどに活用しましょう。

食品

米ぬか

rice bran

日本の伝統的美容食品／ミネラル不足に要注意

「本当に効く」レベル
・レベルB／脂質異常症、アトピー性皮膚炎、胃がん予防
・レベルC／大腸がん予防

より根拠を要するレベル
・糖尿病、高血圧、アルコール依存症、減量、AIDS、免疫力向上、肝機能の改善、心臓病予防

昔から、ぬかみそを毎日混ぜると手が白くきれいになるといわれています。その美容効果は古くから知られており、最近は米ぬか石鹸や化粧品などもあるほどです。米ぬかにはフェルラ酸やセラミド、食物繊維などさまざまな美容成分が含まれており、肌に直接塗っても食べても美容と健康によい素材です。

米ぬかに含まれるフェルラ酸は非常に抗酸化力が強く、体内で活性酸素を消去する抗酸化酵素と同等といわれています。肌のシミや黒ずみをつくるメラニン色素はチロシンというアミノ酸からつくられますが、フェルラ酸はチロシンのはたらきを弱めてメラニン色素ができにくくする美白効果があります。

このフェルラ酸に米ぬかのほかの成分が結合したのがガンマオリザノールです。ガンマオリザノールには血液中の中性脂肪や悪玉コレステロールが増えるのを防いで動脈硬化を予防するはたらきがあります。さらに、認知症や更年期障害、自律神経失調症に対しても医薬品的な効果があるとする数多くの報告があります。

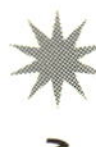

ここに注意！

米ぬかに含まれるフィチン酸は大腸がんや腎結石の予防によいといわれていますが、金属と強く結合する性質を持っています。このため、食品に含まれる鉄や亜鉛など人体にとって重要なミネラルと結合して吸収率を下げる可能性があります。貧血気味の人や血液中のミネラル値が低い人は米ぬかの摂取は避けたほうがよいでしょう。

食品

コンブ

laminaria

新陳代謝を正常に保ち髪や肌を健康に／欠乏、過剰ともに甲状腺に異常のリスク

より根拠を要するレベル

・減量、高血圧、がん予防、胸焼け

海の野菜とよばれるコンブにはさまざまな栄養素が豊富に含まれています。そのうまみのもとはグルタミン酸で、グルタミン酸は肌の角質層にあるＮＭＦ（ナチュラル・モイスチャライジング・ファクター、天然保湿因子）を構成する重要な原料となります。肌の弱い人はＮＭＦに含まれるグルタミン酸やプロリン、アルギニンなどのアミノ酸が不足しているのかもしれません。

コンブにはヨウ素（ヨード）が多く含まれます。ヨウ素は甲状腺ホルモンの材料で、不足すると甲状腺機能が低下して新陳代謝が鈍くなり、倦怠感や脱毛、皮膚障害などが起こります。ヨウ素は新陳代謝を促進するのに不可欠な栄養素であり、髪

や肌、爪などを美しく健康に保つはたらきがあるのです。

コンブのネバネバ成分フコイダンには、ピロリ菌が胃に定着するのを防ぎ、吸着して体外に排出する作用があります。また、免疫活性を高めてがんが増殖するのを防ぐはたらきもあります。ほかにも、血圧を下げたり消化促進などの作用をもつアルギン酸、抗血栓作用や抗腫瘍作用があるといわれるラミナランなどがあります。

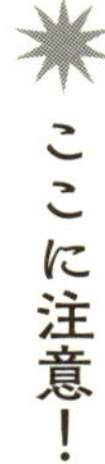

ここに注意！

ヨウ素は甲状腺ホルモンの材料です。不足しないように気をつけたいものですが、摂り過ぎても甲状腺機能低下症や甲状腺腫、甲状腺中毒症などが起こります。また、自己免疫疾患の橋本病（慢性甲状腺炎）の悪化を招きます。妊娠中のヨウ素の過剰は赤ちゃんに一過性の甲状腺機能低下症が起こる可能性がありますので、ヨウ素やコンブをサプリメントで摂ることは避けましょう。

食品

ジャーマン・カモミール

german chamomile

飲んでよし塗ってよしの万能ハーブ／2種類のカモミールに注意

より根拠を要するレベル

・腸内ガス、乗り物酔い、花粉症、下痢、注意欠陥多動性障害、繊維筋痛、胃腸障害、月経痛、アレルギー性皮膚炎

ハーブティーなどでおなじみのカモミールには、ジャーマン・カモミールとローマン・カモミールの2種類がありますが、より一般的なのはジャーマン・カモミールです。ローマン・カモミールのほうが花は大きく、味や香りが異なります。

ヨーロッパでは古くから胃腸のための薬用ハーブとして使用されてきましたが、リラックス効果も併せ持つため、不安神経症や不眠症などにも使われています。海外で行われた臨床試験ではジャーマン・カモミールの100mgカプセルを1日3回、2ヶ月間の摂取でPMS（月経前症候群）の症状が軽減したとしています。

カモミールエキスを配合したクリームではアトピー性皮膚炎に対する効果や、紫外線UVBによる日焼けの黒ずみを抑える効果が報告されていますが、まだ科学的データは十分ではないようです。

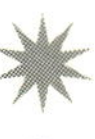

ここに注意！

薬用ハーブの安全性や効果を評価するドイツ保険庁の専門委員会ではジャーマン・カモミールを歯肉炎の予防や治療に使用することを許可しています。一方のローマン・カモミールは未承認ハーブとされており、子宮を刺激して早産や流産を引き起こす可能性があるため、妊娠中の使用を禁じています。

なお、ジャーマン・カモミール、ローマン・カモミールともに女性ホルモンに似た作用があるので乳がん、子宮がん、卵巣がん、子宮内膜症、子宮筋腫など性ホルモンに関連する病気の人は使用してはいけません。また、ブタクサやマリーゴールドなどキク科の植物にアレルギーを持つ人はカモミールの使用に注意が必要です。

食品

ジャスミン

jasmine

香りのもつ神秘の働き／妊娠中は避けるべき

より根拠を要するレベル

・肝炎、肝硬変、赤痢、がん

ジャスミン茶は緑茶やウーロン茶にジャスミンの花の香りを移したフレーバーティーで、飲むことにより得られる効果は緑茶やウーロン茶と同様です。しかし、香りにはお茶とは別の作用があります。その一つがイライラを鎮めるリラックス効果で、不眠やストレスを和らげてくれます。ジャスミンの精油は媚薬としても使われてきたように、女性ホルモンのバランスにもはたらきかけるようです。

香りの主成分であるジャスモン酸は、多くの植物がもつSOSホルモンです。植物は害虫などによって傷つけられるとこの香気成分を放出します。このSOSを受け取ったほかの植物は、害虫に食べられないように化学物質をつくり始めます。

ジャスモン酸を人のがん細胞に対して使用すると、がん細胞の中に大量のカルシウムがあふれて、タンパク質を分解する酵素が活性化され、がん細胞は死滅します。また、白血病になったリンパ球に対しても同様に細胞死をもたらしますが、いずれの場合も影響を受けるのはがん細胞だけで正常な細胞を傷つけることはありません。

「におい」は、においの成分が鼻の奥にある「においの受容体」に結合することで「におい」として認識されるのですが、実は「においの受容体」は鼻だけではなく、全身の組織に存在しています。今後、においがもつはたらきについてさらに研究が進めば、においを使用した新たな効能が実用化されることでしょう。

ここに注意！

ＰＭＳ（月経前症候群）や月経過多に効果があるとする説があるように、女性ホルモンに作用する可能性があるので、妊娠中の方は使用を避けたほうがよいでしょう。

食品

ショウガ

ginger

アンチエイジング作用／妊娠中は要注意

「本当に効く」レベル

・レベルB／悪心、めまい、月経痛、関節炎
・レベルC／乗り物酔い、減量

より根拠を要するレベル

・急性呼吸窮迫症候群、二日酔い、消化不良、脂質異常症、偏頭痛、筋肉痛、関節リウマチ、嚥下困難、食欲不振、風邪、インフルエンザ

ショウガは古くからアジア諸国でスパイスや民間薬として利用されてきました。漢方では健胃薬として多くの処方に用います。つわりや乗り物酔いなどの吐き気を抑えたり、食欲不振や消化不良によいとしています。

ショウガの有効成分は独特の辛みに由来するものが複数含まれています。代表的な効果は、血管を拡張して体を温めることによる冷え性の改善です。抗菌力も強く、刺身の薬味や寿司のガリは、風味を楽しむとともに細菌感染を防ぐためにあります。

リウマチや関節炎など関節の痛みは、炎症が起こることでつくられる炎症物質や

活性酸素が原因となっています。ショウガにはこれら痛みの原因物質がつくられるのを抑える作用もあり、関節の痛みを軽くすると考えられています。

近年、ショウガ特有の成分がアンチエイジング物質であるアディポネクチンを増やす作用が注目されています。アディポネクチンは血糖値を低下させ、血液中の脂質を減少させます。さらに傷ついた血管を修復して動脈硬化を防いでくれます。

アディポネクチンは肥満によって減少し、運動によって量が増えます。ショウガには運動に匹敵するアディポネクチン増加作用があるとされています。

ここに注意！

ショウガが胎児に影響を与えるという報告があり、医師の間でも妊娠中のショウガ摂取は賛否が分かれています。妊娠中はサプリメントのような食品以外のショウガの摂取は避けたほうがよいでしょう。

健康食品

スイートクローバー

sweet clover

むくみやこむらがえりに効果／過剰摂取は肝臓に障害も

「本当に効く」レベル

・レベルB／足のむくみやけいれん、静脈瘤

より根拠を要するレベル

・むくみ、痔、打撲

スイートクローバーは日本では「メリロート」の名前でとても多くのサプリメントが販売されています。メリロートの主成分はクマリンという香り成分で、血液の流れをよくするはたらきがあります。クマリンはリンパ液の流れもよくするので、メリロートのサプリメントはむくみに効果があるといわれています。

メリロートは医薬品成分でもあります。内服での効果は「下肢の痛みや重苦しさ」「夜間のこむらがえり」などの慢性静脈不全で、外用薬としては「打撲」「捻挫」「軽い出血」に使用されます。「リンパ液の循環改善」「末梢の血流の改善」「炎

症物質の分解促進」といった薬理作用によってむくみを解消するとされています。

日本ではメリロートは痔の薬として販売されていますが、効果効能をうたわなければ食品に分類されるため、使用する容量の制限がありません。そのために医薬品としての容量をはるかに上回るサプリメントが市場に出回り、数多くの健康被害が発生したことがあります。

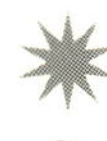

ここに注意！

クマリンは血液を固まりにくくして血栓ができるのを防ぐ「抗血液凝固薬」と同じ成分です。ワルファリンやアスピリンといった血液を固まりにくくする医薬品との併用は、出血傾向を強める可能性があります。

クマリンを長期にわたって過剰に摂取すると肝障害を引き起こす可能性があります。肝臓の病気や肝機能が低下しているときにメリロートのサプリメントを使用するのは避けたほうがよいでしょう。

食品

セロリ celery

海外では通風の発作予防に人気／腎臓病、妊娠中は避けるべき

「本当に効く」レベル

・レベルB／月経痛

より根拠を要するレベル

・筋肉痛、関節痛、通風、神経痛、頭痛、食欲不振、むくみ、おなかの調子を整える

セロリのにおいが苦手という方も多いと思いますが、セロリにはポリフェノールや食物繊維、ビタミンなどの栄養以外に多くの香り成分が含まれています。特に香りの主成分であるアピインにはイライラを解消するはたらきがあるといわれています。

ピーマンやタマネギにも含まれるピラジンは血液を固まりにくくして血液の流れをよくします。ＬＤＬコレステロールの低下作用もあるのでセロリは血管の健康によい野菜といえます。セロリに含まれるモノテルペン類には鎮静作用のほかに強力な抗菌、抗ウイルス作用があります。抗炎症作用もあり、セロリがデトックス野菜とよばれるのもうなずけます。

近年の研究により、テルペンには抗がん作用があることもわかってきました。香り成分を効率よく摂取するために、セロリの葉の部分を乾燥させてお茶のように煮だして飲むのもいいようです。海外では、セロリの種子が尿の量を増やして尿酸の排出を促し、痛風発作の予防になるとしてセロリ種子のサプリメントが人気です。

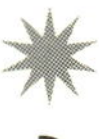

ここに注意！

セロリには子宮を刺激する作用があり、早産や流産につながる可能性があります。妊娠中、授乳中にはセロリの摂取を控えめにしましょう。現在腎臓病の人や過去に腎臓病を患ったことのある人はセロリを摂取してはいけません。

セロリの摂取によって皮膚が紫外線に対して過敏になることがあります。同様の作用をもつ抗生物質などの医薬品を使用しているときは注意が必要です。

健康食品

セント・ジョンズ・ワート

St. John's wort

軽度のうつに医薬品並みの効果／多数の医薬品と相互作用リスクあり

「本当に効く」レベル

・レベルA／軽度〜中等度のうつ病
・レベルB／更年期障害、創傷の治療（軟膏として使用）
・レベルC／注意欠陥多動性障害、C型肝炎、AIDS、糖尿病合併症（多発性ニューロパシー）、過敏性腸症候群

より根拠を要するレベル

・強迫性障害、月経前症候群、季節性情動障害、禁煙、胸やけ、偏頭痛、神経痛、繊維筋痛症、慢性疲労症候群、筋肉痛、がん、減量

うつ病ではセロトニンという神経伝達物質が重要な役割を果たしています。セント・ジョンズ・ワートにはセロトニンのはたらきを助ける重要な二つの成分があります。一つはセロトニンが減少するのを防ぐヒペリシン、もう一つは伝達されなかったセロトニンが吸収されてしまうのを防ぐ、ヒペルフォリンという成分です。

しかし、セント・ジョンズ・ワートのサプリメントにこの二つが含まれている量

は、製品によって大きなばらつきがあります。東京都健康安全研究センターが行った調査では市販の40製品中3製品が両成分ともに全く含まれていませんでした。3製品以外もヒペルフォリンの含量については1日摂取量にして0・03〜21・70mgと非常に大きなばらつきがありました。神奈川県衛生研究所が行った調査においても、20製品中7製品にしかヒペリシン含有量の記載がなく、表記のない製品には全く含まれていない製品もありました。この結果から、セント・ジョンズ・ワート自体の効果は認められていても、製品としては効果の期待できないものや、含有量が多すぎて副作用の恐れがある製品もあるようです。

ここに注意！

セント・ジョンズ・ワートは比較的副作用の少ないハーブですが、胎児に影響を及ぼす可能性があるので、妊娠中は使用してはいけません。また、非常に多くの医薬品と相互作用がありますので、巻末の相互作用情報をよく確認してください。

ソバ

食品

buckwheat

薬味とのコンビネーションも最適なヘルシー食品／ソバアレルギーに注意

より根拠を要するレベル

・糖尿病、血流の改善、下肢静脈瘤、動脈硬化の予防

ソバには抗酸化物質ポリフェノールのルチン、タンパク質、ビタミンB1などが豊富に含まれ、しかもゆであがりのソバ1人前で296kcalと低カロリーです。

ルチンは心臓病や動脈硬化の予防、血圧や血糖値を下げるはたらきがあり、生活習慣病の予防に有効とされています。ルチンがゆで汁に溶け出すのでそば湯を飲みましょう、というのは誤りで、ルチンはもともと水には溶けにくい性質です。水溶性のルチンは酸化防止剤として開発されたもので、ソバに含まれる天然のルチンとは異なります。本来のそば湯を飲む理由は、冷たいソバで冷えたおなかを温めるため、といわれています。

ソバには薬味が欠かせませんが、ネギを噛み砕くことで生成されるアリシンは、ソバに含まれるビタミンB_1の吸収を高めてくれます。また、ワサビに含まれるイソチオシアネートには強い抗菌力と抗がん作用があります。

十割そばを、ネギやワサビなど薬味と一緒にいただくのがおすすめ。普通のソバに比べてルチンの含有量が100倍ともいわれるダッタンそばなら文句なしです。

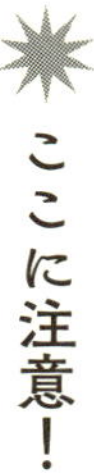

ここに注意！

ソバはアレルギーの原因物質として、加工食品への表記が義務付けられています。ソバ以外の食品にも含まれていることがありますので、注意しましょう。

食品

ダイコン

radish

葉の部分も丸ごと栄養満点／栄養素の種類によって食べ方に変化を

より根拠を要するレベル

・食欲不振、口内炎、咽頭炎、発熱、風邪、咳、気管支炎

ダイコンの別名は春の七草で知られる「スズシロ」で、正月料理で疲れた胃腸を休める役割があります。ダイコンには消化酵素のアミラーゼが含まれているので、お餅に大根おろしをつけて食べれば胃がもたれないといわれています。アミラーゼは「タカジアスターゼ」という名前で胃腸薬にも配合されています。

ダイコンをおろすことで生成されるイソチオシアネートは、強い抗がん作用をもつことで知られています。ダイコンに多く含まれるアミラーゼやビタミンCは熱に弱いので、大根おろしは健康に最適な調理法といえるでしょう。

ダイコンの実の部分は淡色野菜ですが、ダイコン葉は緑黄色野菜に分類されます。

ビタミンやミネラルが豊富で、その栄養価は同じ緑黄色野菜のほうれん草を大きく上回ります。ダイコン葉200gの栄養価をみると、ビタミンAは成人女性が1日に摂取することが望ましいとされる700μgに対して660μg、ビタミンEは6mgに対して7.6mg、ビタミンKは150μgに対して540μgと、いずれも1日の摂るべき量をほぼ満たす含有量です。ほかにも、葉酸、カルシウム、鉄分も豊富で、まさに栄養の宝庫。ダイコンは捨てるところのない栄養野菜ですから、葉の部分も丸ごとおいしくいただきましょう。

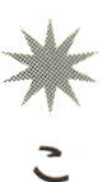

ここに注意！

ビタミンA、ビタミンE、ビタミンKはいずれも脂溶性ビタミンですので、油と一緒に摂ると吸収率が高まります。鉄の吸収率を高めるビタミンCや葉酸は水溶性で熱に弱いので、目的の栄養素に応じて調理法を変えるといいでしょう。

食品

大豆

SOY

女性ホルモンの不足を補う／意識して食べないと不足しがち

「本当に効く」レベル

・レベルB／高LDLコレステロール血症、更年期症状（ほてり、骨密度の低下）、乳がん予防、骨粗しょう症の予防、糖尿病

・レベルC／筋肉痛、心臓病

より根拠を要するレベル

・甲状腺がん予防、肺がん予防、前立腺がん予防、乳房痛の緩和、減量、高血圧、気管支ぜんそく、月経前症候群

大豆に含まれるイソフラボンは女性ホルモンのエストロゲンとよく似たはたらきをします。そのため、エストロゲンの量が減少する女性の更年期症状を緩和するのによいとされています。若い女性でも過激なダイエットなどによって女性ホルモンの量が減ると骨粗しょう症などを起こしますので、大豆食品を多く食べるよう心掛けるとよいでしょう。

ここに注意！

イソフラボンの過剰摂取は乳がんや子宮がん、子宮内膜症や子宮筋腫のリスクを高めるといわれています。このため、厚生労働省では通常の食事から摂る大豆食品中に含まれるイソフラボン量の上限を75ｍｇとしています。このうち、サプリメントから摂るのは30ｍｇを上限として、あとは通常の大豆食品から摂りましょう、という指針を打ち出しています。

統計によれば、日本人の約50％は1日に平均18ｍｇ以下しかイソフラボンが摂れていないといいます。イソフラボン75ｍｇとは、絹ごし豆腐なら1丁300ｇ、納豆なら2パック、きな粉なら大さじ1杯6ｇで摂れる量です。

ほかに、大豆は腎結石や腎臓病を悪化させる可能性があり、これらの病気を患ったことのある人は大豆の摂取に注意してください。また、膀胱がんのリスクを高めたり、甲状腺機能低下症を悪化させる可能性があります。乳製品などにアレルギーのある人は大豆でもアレルギーを起こす可能性がありますので注意してください。

食品

チーア（チアシード）

chia

栄養素のバランスが素晴らしいスーパーフード／ミネラル不足とカロリー過多に注意

より根拠を要するレベル

・糖尿病、高血圧、心臓病

チアシードはダイエットによいだけではなく、とても栄養豊富なスーパーフードです。メキシコやグアテマラなど南米の国では、トウモロコシと並んで古くから食べられてきた大切な食糧でした。

チアの種は1ミリくらいの黒っぽい粒で、一見するとゴマのようにも見えます。水に浸しておくと質量の10倍以上の水分を吸収してゼリー状になります。ココナッツミルクに入れるとタピオカのようで、おいしくチアシードの食感を楽しめます。

チアシードがスーパーフードとよばれるのは、豊富な栄養素によるものです。タンパク質約20％、炭水化物約30％、食物繊維約20％、脂質が約30％と非常にバランスが取れています。チアシードはシソ科の植物ですから、同じシソ科のシソやエゴマと同様オメガ（ω）3脂肪酸を豊富に含みます。

チアシードの脂質のうち60％がオメガ（ω）3脂肪酸のα－リノレン酸で、体内に入るとＥＰＡやＤＨＡに変換されます。ＥＰＡは赤血球の細胞膜をしなやかにして血流を改善します。ＤＨＡは脳や網膜を健康に保つ成分です。

チアシードの食物繊維はコンニャクと同じグルコマンナンです。グルコマンナンは水分を吸ってゲル状になり、腸の中の余計な脂肪などを包み込んで体外に排出します。腸内細菌によって分解されるとオリゴ糖になるので、善玉菌を増やして腸内環境を整えるはたらきもあります。

ここに注意！

大さじ1杯（10ｇ）で約50ｋｃａｌと意外に高カロリーです。また、水溶性食物繊維はミネラルも吸着してしまいますので、食べ過ぎには注意しましょう。

健康食品

ティーツリー

tea tree oil

強力な殺菌力を持つエッセンシャルオイル／経口では毒性を生じる可能性あり

「本当に効く」レベル

・レベルB／水虫、爪水虫、にきび

より根拠を要するレベル

・ヘルペス、シラミ、疥癬、白癬、すり傷、切り傷、やけど、虫刺され、おでき、膣感染症、咽頭痛、咳、

オーストラリア先住民のアボリジニは、古くからティーツリーの精油を傷ややけど、皮膚病などに利用してきました。現代医学でもティーツリーのもつ殺菌効果は多くの微生物に有効であるとしており、院内感染を引き起こすＭＲＳＡ（薬剤耐性黄色ブドウ球菌）も殺菌可能だとされます。特に水虫を起こす白癬菌に有効で、人に対するほとんどの臨床試験でその効果が認められています。

ティーツリーの精油はアロマテラピーにも適しており、頭をすっきりさせて集中力を高めてくれるので、気分が落ち込んだときのリフレッシュに最適です。殺菌効果や抗ウイルス効果があるので、咳や扁桃炎、鼻づまりなどにも効果的です。

ティーツリーの仲間のマヌカもティーツリーとよばれることがありますが、マヌカの花から集められたハチミツは非常に抗菌力が強く、ニュージーランドでは医療機関でも使用されています。マヌカのハチミツのうち、ニュージーランド政府の認可を受けた製品にだけ「マヌカハニー」の商品名が許可されます。

マヌカハニーには特有の殺菌成分が含まれ、わずかティースプーン半分で胃の中のピロリ菌を殺菌することができるとされます。胃や腸内の有害菌を殺菌することで善玉菌を活性化し、腸内環境を整える作用も期待されています。

ここに注意！

精油をそのまま飲むと非常に強い毒性を現す可能性がありますので、ティーツリーの精油を飲んではいけません。また、人によっては接触皮膚炎を起こす可能性がありますので、皮膚に使用する際には十分注意してください。

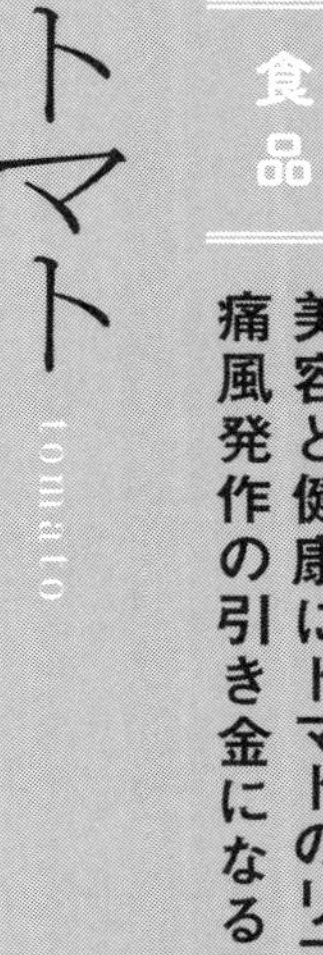

食品

トマト tomato

美容と健康にトマトのリコピンを／痛風発作の引き金になる可能性あり

「本当に効く」レベル

・レベルB／前立腺がん予防、白内障予防、心臓病の予防
・レベルC／膀胱がん予防、乳がん予防、糖尿病

より根拠を要するレベル

・心臓病、白内障、関節炎、気管支ぜんそく、子宮頸がん、大腸がん、胃がん、肺がん、卵巣がん、すい臓がん、高血圧、風邪

日本ではサラダなど生で食べることが多いトマトですが、イタリアで煮込み料理に使われるのはうまみ成分のグルタミン酸が豊富に含まれているからです。グルタミン酸は、日本では昆布だしのうま味として、あるいは大豆を発酵させた味噌や醤油のうま味として知られていますが、トマトもグルタミン酸が豊富で、肉や魚のうま味を上手に引き出してくれるのです。

トマトに含まれるリコピンは赤い色素のカロテノイドで、強い抗酸化力を持っています。リコピンは強力な抗酸化作用で動脈硬化やがんの予防効果があるとされています。また、糖尿病を防ぐアンチエイジングホルモンのアディポネクチンを増加させるはたらきもあります。

リコピンには肌に対する美容効果も確認されています。皮膚が紫外線を受けるとシミや黒ずみの原因となりますが、リコピンは紫外線による活性酸素を消去し、メラニン色素を誘導する酵素のはたらきを抑えてシミができるのを防ぎます。コラーゲンの産生を促進する効果も確認されています。リコピンは生のトマトよりもジュースやピューレなどに多く含まれています。また、油と一緒に摂ると吸収率が高まります。

ここに注意！

尿酸値の高い人がトマトを食べると痛風発作を起こしやすい、とするデータがあります。尿酸値の高い人はトマトの摂取に気をつけましょう。

食品

ハチミツ

honey

生活習慣病を防ぐ天然の甘み／乳児には与えないこと

「本当に効く」レベル

・レベルB／やけど（塗布で使用）、咳、傷口の殺菌

より根拠を要するレベル

・花粉症、日焼け、気管支ぜんそく、下痢、白内障

ハチミツの甘さはブドウ糖と果糖が主な成分ですが、どちらも吸収されやすく血糖値を上げやすい糖質です。ところが不思議なことにハチミツは血糖値を上げにくい性質を持っています。血糖値の上がりやすさを表す指標にはGI値（グリセミックインデックス）が使われます。ほとんどのハチミツは低GI食品で、糖尿病患者が砂糖のかわりにハチミツを使うほどです。GI値が低いと血糖値を上げにくいので、血液中の糖が脂肪になりにくく、ダイエットにもよいとされています。

ハチミツに含まれるグルコン酸は分解されずに大腸まで到達できる唯一の有機酸で、ビフィズス菌を増やして腸内環境を整えます。また、ハチミツには口腔ケアに適した成分も含まれていることがわかりました。

口の中では食べ物のかすが歯の間や歯ぐきとの境目に付着して歯垢となり、歯垢がカルシウムで石灰化すると歯石になります。すると歯石の中で細菌が毒素をつくり出して虫歯や歯周病の原因となります。歯周病の毒素は血流に乗って全身へと運ばれ、心筋梗塞や肺炎などを引き起こすことが知られています。

ハチミツには、歯磨き粉に使用されている歯石形成抑制剤のエチドロン酸に匹敵する歯石予防効果のあることがわかっています。

✷ここに注意!

ハチミツにはごくまれに未発達のボツリヌス菌が含まれていることがあり、1歳未満の乳児にボツリヌス菌による中毒を起こすことがあります。1歳未満の赤ちゃんにはハチミツを与えないでください。

食品

プーアール茶

pu-erh tea

生活習慣病予防に適した中国茶／品質には気をつけること

「本当に効く」レベル

・レベルB／覚醒効果

より根拠を要するレベル

・脂質異常症

プーアール茶は茶葉を麹菌などの微生物によって長期発酵させたお茶で、中国茶の中でも黒茶とよばれるグループに含まれます。微生物による発酵の過程で脂肪消化酵素のリパーゼが生成されるので、食事と一緒に摂ると脂肪の吸収が抑えられるといわれています。

プーアール茶には、普通のお茶よりもスタチンと没食子酸（もっしょくしさん）が多く含まれるといわれています。スタチンとは普通のお茶にはあまり含まれていない成分で、コレステロール合成を抑えて、血液中に放出されるコレステロールの量を減らします。

没食子酸はポリフェノールの一種で、カテキンの仲間です。強い抗酸化力を持ち、写真の現像などに還元剤として用いられ、食品などには酸化防止剤として使用されます。カテキンなどのポリフェノール類は食事中の脂肪吸収を抑える、あるいは肝臓での脂肪燃焼を促進するとしてトクホにも使用されています。

プーアール茶は脂肪の吸収やコレステロールの増加を防いで生活習慣病予防に役立つと考えられています。また、プーアール茶に含まれるカフェインにも脂肪燃焼効果がありますが、運動と組み合わせることでさらに効果は高まります。

ここに注意！

プーアール茶は長期熟成させたものほど高級ですが、保存状態が悪いと有毒なカビが付着する可能性があります。選ぶ際には品質に十分気をつけましょう。

健康食品

ブラックコホシュ

black cohosh

効果のメカニズムは不明／体に異変を感じたら即刻中止を

「本当に効く」レベル

・レベルB／更年期障害

より根拠を要するレベル

・分娩促進、PMS（月経前症候群）、骨粗しょう症、月経痛、胃もたれ、筋肉痛、発熱、のどの痛み、咳、虫よけ、にきび

ブラックコホシュはネイティブアメリカンの間でリウマチや月経に関する症状に用いられてきました。民間療法ではホットフラッシュや多汗などの更年期症状、月経前症候群、月経不順などに使用されています。

ブラックコホシュがどのようなメカニズムで作用するかはわかっていませんが、更年期症状に関する臨床試験や研究報告では、エストロゲンと同等の効果があったとするものもあれば、症状の改善が見られなかったとする結果もあり、その効果もはっきりとしていません。

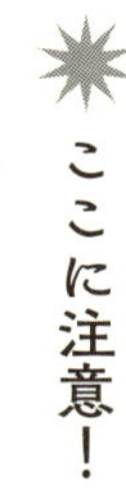

ここに注意！

海外ではブラックコホシュが原因とみられる肝障害が発生しており、アメリカ、カナダ、イギリス、フランス、オーストラリアなどで注意喚起がされています。ブラックコホシュを使用して体調に異変を感じたら、即刻使用を中止して医療機関を受診してください。

メカニズムはわからないものの、女性ホルモンに影響を及ぼす可能性は高いと思われますので、乳がん、子宮がん、卵巣がん、子宮内膜症、子宮筋腫などの患者さんやホルモン補充療法を行っている人、妊娠中、授乳中の人は使用しないようにしてください。

食品

ブロッコリー

broccoli

目によく肝臓にもよいデトックス野菜／調理は手早く行うのがコツ

より根拠を要するレベル

・前立腺がん、乳がん、大腸がん、胃がんの予防

アブラナ科の野菜には健康成分が多く含まれていますが、なかでもブロッコリーに含まれる成分は群を抜いています。まず、β-カロテン、ルテインなどの抗酸化色素カロテノイドが豊富で、β-カロテンは体内でビタミンAに変化したあと、網膜で光を感じる化合物に変化します。ルテインも網膜にあって中心部の黄斑という組織をダメージから守るはたらきをしています。加齢によって黄斑部や網膜に老廃物がたまると、黄斑が傷ついて視界がゆがんだり、視野が欠けたりします。これが加齢黄斑変性症で、アメリカでは失明原因の第一位、日本でも患者が急増しています。この病気には治療薬がなく、眼科でもルテインやゼアキサンチン、β-カロテンなどのサプリメントを勧めています。また、ブロッコリーのような緑黄色野菜を

積極的に食べることが加齢黄斑変性症の予防につながるとされています。

ブロッコリーをはじめアブラナ科野菜に特徴的なグルコシノレートには強い抗がん作用があり、がんの増殖を防ぐはたらきがあります。

血液中の余分なコレステロールや脂肪は、肝臓に集められて胆汁という液体に包まれて体外に排出されます。ブロッコリーやキャベツに含まれるアミノ酸は、胆汁の主成分である胆汁酸の合成を促進してコレステロール排出量を増やしてくれます。

ここに注意!

ビタミンCなどブロッコリーに含まれる栄養素は水溶性のものが多いので、ゆで時間はなるべく短くしましょう。電子レンジを使うのもかしこい調理方法です。ゆで上げた後水にさらすと水っぽくなって風味が落ちます。うちわなどで手早く冷ますのがおいしく食べるコツです。

食品

ヘーゼルナッツ

hazelnut

美と健康に食べてよし塗ってよし／オイルは必ずパッチテストを

より根拠を要するレベル

・高ＬＤＬコレステロール血症

日本でもおなじみのヘーゼルナッツは、その9割以上がトルコからの輸入品です。ヘーゼルナッツにはアーモンドの約1.6倍のオレイン酸、ピーナッツの約1.7倍のビタミンEが含まれています。ほかにもカルシウム、マグネシウム、食物繊維が豊富です。

ヘーゼルナッツの健康効果は世界各国で研究されています。これまでに明らかにされた報告として、健康な男性と糖尿病の男女にそれぞれ行われた試験があり、いずれにおいても中性脂肪とＬＤＬコレステロールが減少し、ＨＤＬコレステロールが増加したとするデータが得られています。

ヘーゼルナッツを絞って得られたヘーゼルナッツオイルはその70〜80％がオレイン酸で、ビタミンEはオリーブオイルの2.5倍も多いといわれ、アロマテラピーにもよく使用されます。ナッツ独特の香ばしい香りがあるので、キャリアオイル（希釈用）としてほかのオイルとブレンドされて使われることが多いようです。

ヘーゼルナッツオイルによく合うのは、グレープシードオイルやサンフラワーオイルのような、さらっとしたオイルです。脂性肌や敏感肌に適しているので、フェイシャルからハンド、ボディ、フットマッサージにも幅広く使用できます。オレイン酸が豊富なのでオリーブオイル同様、手づくり石けん用のベースにも最適です。

ここに注意！

ヘーゼルナッツはカロリーが高いので食べ過ぎに注意。酸化しにくい性質ですが、空気や光に触れないよう冷暗所に保管して早めに使い切りましょう。

食品

マテ

mate

南米料理に欠かせない飲むサラダ／がんの疑いは熱いマテ茶のみ

より根拠を要するレベル

・肥満、骨粗しょう症、便秘、うつ、尿路感染症、心臓病、腎結石、膀胱結石、慢性疲労症候群、むくみ、頭痛、低血圧

マテはアルゼンチン、ブラジル、パラグアイなど南米諸国で日常的に飲まれているお茶の葉です。ビタミンやミネラル、食物繊維、ポリフェノールなどを含むので、肉料理を好み野菜をあまり食べない南米の人たちから「飲むサラダ」として愛飲されています。

マテ茶に含まれるポリフェノールはクロロゲン酸、ケルセチン、ルチン、タンニンなど多岐にわたり、その総量は緑茶や赤ワインより多いといわれています。食事から摂った脂肪を消化する酵素のはたらきを抑えて、脂肪が消化吸収されないようにすることで中性脂肪やLDLコレステロールを減少させたり、ポリフェノールの作用で活性酸素を消去する酵素の働きを助けて、動脈硬化の予防に役立っていると

いわれています。また、糖尿病の合併症や認知機能の向上にも有効と考えられています。ドイツ政府機関の医療用ハーブを評価する専門委員会では、「精神的疲労と肉体疲労」に対して、マテの使用を承認しています。

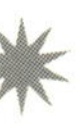

ここに注意!

マテ茶を長期間にわたり大量に摂取すると口腔がん、咽頭がん、食道がん、肺がん、腎臓がん、膀胱がんのリスクが高まるという報告があります。またこれらのリスクは喫煙や飲酒が重なると7倍に高まるとされています。しかし、これらのリスクはマテ茶の温度と飲み方に問題があるという指摘もあります。マテ茶の伝統的な飲み方は、茶葉を入れて熱湯を注ぎ、茶こしのついたボンビージャというストローで直接飲むというもの。このように熱い飲み物をストローで吸い込むことが口の中やのどの負担となり、がんにつながるのではないか、と考えられています。

食品

モリンダ（ノニ）

morinda

機能性豊富な熱帯フルーツ／好転反応といわれたら要注意

より根拠を要するレベル

・咳、糖尿病、月経不順、発熱、便秘、悪心、腎障害、気管支ぜんそく、がん、白内障、風邪、うつ病、胃潰瘍、心臓病、高血圧、偏頭痛、脳卒中

モリンダは東南アジアやポリネシアなどに見られる熱帯植物で、日本ではハワイでの呼び名「ノニ」が一般的になっています。ノニの主な成分は中鎖脂肪酸、カリウム、ビタミンC、食物繊維、カロテノイド類、ポリフェノールなどです。特にノニに特徴的なのがスコポレチンという香り成分で、ハシリドコロという植物の根にも含まれ、胃腸のけいれんを抑えるロートエキスという医薬品に含まれています。

医薬品としてのスコポレチンは、抗菌作用、血圧降下作用、鎮痛作用、うつ病や不眠症の改善に効果があるとされており、ノニを用いた動物実験でも鎮痛作用や抗うつ作用、免疫機能の活性化が確認されますが、人による試験は行われていないよ

うです。

ここに注意！

ノニにはカリウムが多く含まれるので、腎臓病の方は使用してはいけません。また、ノニは歴史的に月経促進や妊娠中絶に用いられてきたので、妊娠中、授乳中の女性は使用してはいけません。

ノニジュースなど健康食品の販売業者が「好転反応」という言葉を使用する場合があります。商品を使用したときに現れる「発疹やかゆみ」「下痢や吐き気、腹痛」「頭痛や倦怠感」などの症状を「体の中の毒素が抜けている状態で、もう少しすればよくなる表れである好転反応」などと説明し、継続使用を勧めます。こうした健康被害に関する相談が増えており、消費者庁では「体調に異変を感じた場合は、使用を中止して医師に相談をしましょう。業者から好転反応といわれても安易に信用してはいけません」という注意喚起を行っています。

食品

乳酸菌／ビフィズス菌

Lactobacillus/bifidobacterimu

ヨーグルトにオリゴ糖は効果満点／ヨーグルトは雑菌が入らないように注意を

「本当に効く」レベル

・レベルB／下痢、カンジダ症の予防、乳糖不耐症、胃潰瘍、高LDLコレステロール血症
・レベルC／気管支ぜんそく

より根拠を要するレベル

・細菌性膣炎、尿路感染症、大腸がん予防

人の腸の中にはおよそ300種類、1000兆個もの腸内細菌がおり、その重さは1～2kgにもなるといわれていますが、一番多いのはビフィズス菌で、その量はもうひとつの乳酸菌である乳酸桿(かん)菌の倍以上もあり、腸内細菌の約2割を占めています。

腸内の細菌バランスを腸内フローラとよび、このバランスが脳も含めた全身の健康に大きく影響します。善玉菌の大半を占めるビフィズス菌は加齢によって減少していき、かわりに悪玉菌や乳酸桿菌が増えていきます。腸内フローラを整えるため

には2割いるビフィズス菌の減少を防いで、他の菌とのバランスを保つことが重要です。そのためにはヨーグルトなどで乳酸菌を摂取するか、オリゴ糖などビフィズス菌のエネルギー源を供給することです。前者はプロバイオティクス、後者はプレバイオティクスとよばれます。生きた乳酸菌を摂取しても、腸の中に定着することはなく、ヨーグルトの摂取をやめるともとに戻ってしまうため、プレバイオティクスのほうがより効率的であるといわれています。

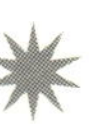

ここに注意！

乳酸菌はヨーグルトの雑菌を排除しますが、ときに雑菌が繁殖しておなかをこわすことがありますので自家製ヨーグルトの保存には注意してください。免疫機能が低下しているときは、乳酸菌でも中毒を起こすことがありますので注意してください。

食品

ヨモギ

wormwood

知られざる効能を秘めた春の香り／妊娠中や花粉症の人は要注意

より根拠を要するレベル

・食欲不振、胆のう炎、虫刺され、寄生虫

お灸に使うもぐさはヨモギの葉の裏にある綿毛を集めて固めたものです。ヨモギにはβ-カロテンやビタミンK、食物繊維が豊富で、クロロフィルや精油成分が含まれているため、独特の香りがあります。

漢方生薬として、体を温める、出血を止める、咳やたんを鎮める等の作用があり、女性の不正出血や月経過多に効果があるとされています。韓国では、ヨモギと複数の薬草を、座面に穴のあいた椅子の下で蒸して、女性の膣と肛門から薬効を直に吸収させる「よもぎ蒸し」が人気です。薬効のある蒸気を粘膜から吸収するので、生薬を最も効率的に吸収できます。大量の発汗を促し、デトックス効果や骨盤内の血流増加などにより、月経トラブル、冷え、肩こり、便秘など女性特有の症状を改善するといわれています。

最近ではヨモギに含まれるポリフェノールの抗酸化機能についても研究が進められており、その結果ヨモギには市販の健康茶に匹敵する量のポリフェノールが含まれており、活性酸素によって起こる肝障害や、糖尿病の予防、免疫調節機能などが認められたということです。

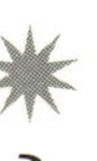

ここに注意！

ヨーロッパでは妊娠中、授乳中はヨモギを避けるべき、としています。キク科の植物にアレルギーのある方はヨモギを摂らないほうがよいでしょう。

成分

ラクトフェリン

lactoferrin

菌活に効果抜群の乳成分／胃で溶けないコーティングタイプを選ぶこと

「本当に効く」レベル
・レベルB／C型肝炎

より根拠を要するレベル
・ピロリ菌の除去

ラクトフェリンは乳製品にほんのわずかに含まれている、主に細菌やウイルスによる感染を防ぐためのタンパク質です。人の母乳や涙、唾液、免疫細胞などにも含まれていますが、特に初乳に多く含まれており、生まれたばかりの赤ちゃんを感染から守るための防御成分と考えられます。

ラクトフェリンには、がんの予防、ピロリ菌の抑制、関節炎や大腸炎など炎症の改善、貧血や内臓脂肪の減少などさまざまな作用があり、世界中で研究が進められています。ユニークなところでは、歯周病菌の出す毒素を中和して歯肉炎や歯周病の進行を抑えるはたらきがあり、歯科用のラクトフェリンサプリメントが販売されています。ラクトフェリンをC型肝炎の患者に投与すると血液中のC型肝炎ウイルスの量が減少するという報告があります。赤ちゃんがお母さんの母乳だけを飲んでいるあいだ、腸内細菌は9割以上がビフィズス菌です。しかし、離乳食が始まるとどんどん大人の腸内の腸内フローラに近づきます。この時期の幼児にラクトフェリンを与えると腸内のビフィズス菌が増えることがわかっており、ラクトフェリンはビフィズス菌を増やすと考えられています。

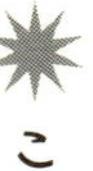

ここに注意！

ラクトフェリンは酸や熱で分解してしまいやすい性質です。腸内フローラを整えるのであれば、胃酸で溶けず腸まで届くようにコーティングされたサプリメントを選ぶとよいでしょう。

食品

ラベンダー lavender

ココロとカラダを整える香りのパワー／合成品の横行でかぶれ原因の第一位に

「本当に効く」レベル
・レベルB／円形脱毛症

より根拠を要するレベル
・うつ病、不眠症、認知症、頭痛、食欲不振、歯痛、にきび、悪心、吐き気、がん、虫よけ

ラベンダーは、ハーブティーやポプリはもちろん、アロマや香水、化粧品、スパイスやお菓子まで幅広く利用されています。ハーブティーの効能は不安や不眠、胃のむかつきなど、精油としては円形脱毛症に効果があり、軽度のうつ病に対しては医薬品に相当するほどの効能が認められています。お風呂にラベンダーの精油を使うとリラックス効果が得られてよく眠れるといわれています。

脳とカラダの機能は密接につながっており、カラダの不調が脳に伝わると脳は修正を試みます。逆に精神的な不調は身体機能にフィードバックされ、カラダの不調となって現れます。人間の嗅覚は、この脳とカラダのネットワークを司る部分を直

接刺激します。特にラベンダーの香りはバランスの乱れがちな女性ホルモンにはたらきかけ、リラックス効果とともに頭痛や生理痛を軽減するといわれています。

ラベンダーの石けんやシャンプー、ローションなどを使用していた10歳以下の男の子3人に乳房が膨らむ「思春期前女性化乳房」が起こり、ラベンダー製品の使用をやめると症状が消えたそうです。調べた結果、ラベンダーは女性ホルモンと似たはたらきをするとともに男性ホルモンを阻害することがわかりました。

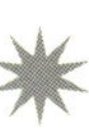

ここに注意！

化粧品によるかゆみや発疹ができる接触皮膚炎の原因物質を調べたところ、最も多かったのはラベンダーの精油でした。これはアロマの流行で人工のラベンダーオイルが増えて天然の精油にもアレルギーが起きるようになったと推察されています。

健康食品

ルテイン

Lutein

加齢黄斑変性症を予防する唯一の成分／サプリメントだけでなく野菜からも摂取を

「本当に効く」レベル
- レベルA／ルテイン欠乏症
- レベルB／加齢黄斑変性症
- レベルC／糖尿病予防、心臓病予防

より根拠を要するレベル
- 網膜色素変性、大腸がん、乳がん

最近、目によくない光として「ブルーライト」という青色光が話題を集めています。テレビやパソコン、スマートフォンや携帯ゲーム機のディスプレイに使われるLEDバックライトやLED照明に多く含まれています。

人間には1日24時間を1サイクルとする生体リズム「サーカディアンリズム（概日リズム）」が備わっていて、朝の光によって1日のリズムがリセットされますが、ブルーライトはサーカディアンリズムを狂わせます。1日中時差ぼけのような状態となり、睡眠障害やうつ病だけでなく、ホルモンの分泌異常から体調不良や肥満、がんまでも引き起こします。ある研究では、夜間を含む交代勤務を3年以上経験した50歳以上の女性は、乳がんの発生率が4.3倍になるとするデータがあります。

ブルーライトの影響を最も強く受けるのは眼球であり、加齢黄斑変性症の患者が急増しています。この病気はアメリカにおける失明原因のトップで、近年日本でも右肩上がりに増え続けています。有効な治療法がほとんどなく、日本眼科学会では片方の目に発症した患者に対して、ルテインなどのサプリメントを強く勧めています。

ルテインは緑黄色野菜に含まれる黄色の色素で、網膜の一部分に集中して存在しているため、この部分が黄斑とよばれています。ルテインは黄斑でブルーライトによって起こるダメージを吸収していますが、常に補給しておく必要があります。

ここに注意！

加齢黄斑変性症の予防はサプリメントだけに頼るのではなく、食事からも緑黄色野菜を増やすことが大切です。

健康食品

レッドクローバー

red clover

骨の健康と美肌を維持するハーブ／婦人病や妊娠中は使用を避ける

「本当に効く」レベル

・レベルＣ／更年期症状、子宮がん予防

より根拠を要するレベル

・骨粗しょう症、夜間頻尿、消化不良、咳、気管支炎、気管支ぜんそく、ＰＭＳ（月経前症候群）、やけど、湿疹、乾癬

エストロゲンの減少による更年期症状は女性のカラダと心にさまざまな影響を与えます。よく知られるホットフラッシュや動悸、頭痛、肩こり、物忘れやイライラ、うつなどだけでなく、脂質の代謝機能が低下することによる肥満、インスリンの効きが悪くなるために起こる糖尿病、そして骨粗しょう症と肌の老化です。

骨は常に、古い骨を壊して新しい骨につくりかえられていますが、この作業はバランスが取れていることが前提です。エストロゲンの量が減ると、新しい骨をつくる能力が低下して古い骨を壊す作業に追いつかなくなります。これが更年期以降に骨粗しょう症が起きる原因です。

また、エストロゲンはコラーゲンの体内合成にも関わっているので、コラーゲンをつくる量も減ってしまいます。実は、骨はコラーゲンの周囲にカルシウムが沈着してできており、たとえるなら鉄筋とコンクリートの関係のようなもので、もろく崩れやすくなります。エストロゲンが減少すると、ヒアルロン酸もつくれなくなるので、肌も張りや弾力を失います。

レッドクローバーは古くから風邪や咳に効くハーブティーとして飲まれてきましたが、植物エストロゲンといわれるイソフラボンを豊富に含むことがわかり、女性の間で人気を集めるようになりました。

ここに注意！

レッドクローバーはイソフラボンを含みますので、乳がん、子宮がん、卵巣がん、子宮内膜症、子宮筋腫など女性ホルモンに関係する病気や妊娠中、授乳中は使用しないようにしてください。

食品

ワイン

wine

健康効果の源はポリフェノール／飲み過ぎは逆効果に

「本当に効く」レベル

・レベルA／心臓病の予防、生活習慣病による死亡率の低下
・レベルB／認知機能の低下、糖尿病の予防、ピロリ菌の抑制

より根拠を要するレベル

・アルツハイマー病の予防、骨粗しょう症、がん予防、不安障害

ワインは紀元前には醸造が始まっていたとされる最古のお酒です。医学の父とよばれるヒポクラテスは傷の治療にワインを用いたそうです。ワイン、特に赤ワインには非常に多くのポリフェノールが含まれていますが、主なものはアントシアニン、カテキン、レスベラトロールなどです。レスベラトロールはＮＨＫの特集番組で長寿遺伝子を活性化するポリフェノール、と紹介されて大ブームが起こりましたが、その後、この研究を行っていた研究者が長寿遺伝子を活性化するメカニズムに誤りがあった、と認めたため、その効果については賛否が分かれています。

赤ワインに含まれるアントシアニンやカテキンは、時間がたつとくっつきあって集合体となります。こうしてできたポリフェノールの集合体はタンニンとよばれ、それぞれの単体よりさらに強力な抗酸化力を発揮します。赤ワインは新酒よりもビンテージワインのほうがタンニンが多く、抗酸化力も強いことが知られています。

ここに注意！

海外の研究によれば適度な飲酒はアルツハイマー病の死亡率を下げるそうです。しかし別の研究では、赤ワイン2杯に相当するアルコールの量で脳細胞をつくる能力が4割ダウンするとしています。これらの意見を総合すると、赤ワインならば1日1〜2杯が健康によい適量ということになるようです。

健康食品・サプリメント[成分]名	相互作用レベル	相互作用のある医薬品
ワイン	中	トルブタミド(糖尿病治療薬・スルホニル尿素類)
	中	ワルファリン(抗血栓薬・抗凝固薬)

健康食品・サプリメント[成分]名	相互作用レベル	相互作用のある医薬品
霊芝	中	抗血栓薬(抗凝固薬/抗血小板薬)
レスベラトロール	中	抗血栓薬(抗凝固薬/抗血小板薬)
レッドクローバー	中	抗血栓薬(抗凝固薬/抗血小板薬)
	中	タモキシフェン(抗悪性腫瘍薬・ホルモン)
レモンバーム	中	鎮静薬(中枢神経抑制薬)
レンギョウ	中	抗血栓薬(抗凝固薬/抗血小板薬)
レンゲ	中	シクロホスファミド(抗悪性腫瘍薬アルキル化薬)
	中	免疫抑制薬
	中	リチウム(抗精神病薬・気分安定薬)
ローズヒップ	中	フルフェナジン(抗精神病薬・フェノチアジン系抗精神病薬)
	中	ワルファリン(抗血栓薬・抗凝固薬)
ローヤルゼリー	中	ワルファリン(抗血栓薬・抗凝固薬)
ロベリア	中	リチウム(抗精神病薬・気分安定薬)
ワイルドレタス	高	鎮静薬(中枢神経抑制薬)
ワイン	高	肝毒性を有する医薬品
	高	クロルプロパミド(糖尿病治療薬・スルホニル尿素系)
	高	ジスルフィラム(中毒治療薬・アルコール依存症治療薬)
	高	鎮静薬(中枢神経抑制薬)
	高	鎮静薬(ベンゾジアゼピン系薬)
	高	フェニトイン(抗てんかん薬・ヒダントイン系薬)
	高	フェロジピン(降圧薬・Ca拮抗薬)
	高	麻薬性鎮痛薬
	高	メトホルミン(糖尿病治療薬・ビグアナイド類)
	高	メトロニダゾール(抗寄生虫薬・抗原虫薬)

健康食品・サプリメント[成分]名	相互作用レベル	相互作用のある医薬品
ラズベリーケトン	中	糖尿病治療薬
	中	ワルファリン(抗血栓薬・抗凝固薬)
ラベンダー	中	鎮静薬(中枢神経抑制薬)
藍藻	中	免疫抑制薬
リチウム	高	抗うつ薬
	中	抗てんかん薬
	中	フェノチアジン系抗精神病薬
リボース	中	インスリン(糖尿病治療薬)
	中	糖尿病治療薬
硫酸ヒドラジン	中	鎮静薬(中枢神経抑制薬)
	中	糖尿病治療薬
緑茶	高	アンフェタミン(麻薬・覚醒剤)
	高	エフェドリン(気管支拡張薬・β刺激薬)
	高	コカイン(麻酔薬・局所麻酔薬)
	中	クロザピン(抗精神病薬・多元受容体作用抗精神病薬)
	中	抗血栓薬(抗凝固薬/抗血小板薬)
	中	テオフィリン(気管支拡張薬・テオフィリン薬)
	中	フルボキサミン(抗うつ薬・選択的セロトニン再取り込み阻害薬)
	中	ベラパミル(抗不整脈薬・Ca拮抗薬)
	中	リチウム(抗精神病薬・気分安定薬)
	中	ワルファリン(抗血栓薬・抗凝固薬)
リンゴ酢	中	インスリン(糖尿病治療薬)
	中	ジゴキシン(心不全治療薬・ジギタリス製剤)
ルバーブ	中	ジゴキシン(心不全治療薬・ジギタリス製剤)
	中	副腎皮質ステロイド

健康食品・サプリメント[成分]名	相互作用レベル	相互作用のある医薬品
ヤナギトウワタ	高	ジゴキシン(心不全治療薬・ジギタリス製剤)
ヤラッパ	高	刺激性下剤
	中	ジゴキシン(心不全治療薬・ジギタリス製剤)
ユーカリ	中	糖尿病治療薬
葉酸	中	カペシタビン(抗悪性腫瘍薬・代謝拮抗薬)
	中	フェニトイン(抗てんかん薬・ヒダントイン系薬)
	中	プリミドン(抗てんかん薬・バルビツール酸系薬)
	中	フルオロウラシル(抗悪性腫瘍薬・代謝拮抗薬)
	中	ホスフェニトイン(抗てんかん薬・ヒダントイン系薬)
	中	メトトレキサート(抗悪性腫瘍薬・代謝拮抗薬)
ヨウシュハシリドコロ	高	キニジン(抗不整脈薬・Naチャネル遮断薬)
	高	抗うつ薬・三環系抗うつ薬
	高	抗コリン薬
ヨウ素(ヨード)	高	降圧薬(アンジオテンシンII受容体拮抗薬)
	高	甲状腺疾患治療薬(抗甲状腺薬)
	中	アミオダロン(抗不整脈薬・クラスIII群)
	中	リチウム(抗精神病薬・気分安定薬)
ヨーグルト	高	免疫抑制薬
ヨーロッパヤドリギ	中	免疫抑制薬
ヨーロピアンバックソーン	高	ジゴキシン(心不全治療薬・ジギタリス製剤)
ヨヒンベ	中	抗うつ薬・三環系抗うつ薬
	中	フェノチアジン系抗精神病薬
ヨモギ	中	抗てんかん薬
ヨモギギク	高	アルコール

健康食品・サプリメント[成分]名	相互作用レベル	相互作用のある医薬品
マテ	中	リチウム(抗精神病薬・気分安定薬)
マリファナ	高	鎮静薬(中枢神経抑制薬)
	高	鎮静薬(バルビツール酸系薬)
	高	テオフィリン(気管支拡張薬・テオフィリン薬)
マンナ	中	ジゴキシン(心不全治療薬・ジギタリス製剤)
ミツガシワ	中	抗血栓薬(抗凝固薬/抗血小板薬)
ミルラ	中	糖尿病治療薬
	中	ワルファリン(抗血栓薬・抗凝固薬)
ムラサキマサキ	高	ジゴキシン(心不全治療薬・ジギタリス製剤)
MEXICAN SCAMMONY ROOT	中	ジゴキシン(心不全治療薬・ジギタリス製剤)
メソグリカン	中	抗血栓薬(抗凝固薬/抗血小板薬)
	中	抗血栓薬・血栓溶解薬
メトキシル化フラボン	中	抗血栓薬(抗凝固薬/抗血小板薬)
メラトニン	高	鎮静薬(中枢神経抑制薬)
	中	抗血栓薬(抗凝固薬/抗血小板薬)
	中	鎮静薬(ベンゾジアゼピン系薬)
	中	フルボキサミン(抗うつ薬・選択的セロトニン再取り込み阻害薬)
	中	ベラパミル(抗不整脈薬・Ca拮抗薬)
	中	免疫抑制薬
モクレン	中	鎮静薬(中枢神経抑制薬)
	中	鎮静薬(ベンゾジアゼピン系薬)
モリンガ	中	糖尿病治療薬
モリンダ	中	ワルファリン(抗血栓薬・抗凝固薬)
薬用ガレーガ	中	糖尿病治療薬
ヤナギタデ	中	ワルファリン(抗血栓薬・抗凝固薬)

健康食品・サプリメント[成分]名	相互作用レベル	相互作用のある医薬品
ボラージ	中	抗血栓薬（抗凝固薬／抗血小板薬）
ポリコサノール	高	抗血栓薬（抗凝固薬／抗血小板薬）
ホルスコリン	高	狭心症治療薬・硝酸薬
	高	降圧薬（Ca拮抗薬）
	中	抗血栓薬（抗凝固薬／抗血小板薬）
ボルド	中	抗血栓薬（抗凝固薬／抗血小板薬）
	中	ワルファリン（抗血栓薬・抗凝固薬）
ホワイトマグワート	中	糖尿病治療薬
ホワイトマルベリー	中	糖尿病治療薬
マーシュティー	高	鎮静薬（中枢神経抑制薬）
マイタケ	中	糖尿病治療薬
	中	ワルファリン（抗血栓薬・抗凝固薬）
マオウ（麻黄）	高	抗不整脈薬
	高	興奮薬
	中	抗てんかん薬
	中	糖尿病治療薬
マクイ	中	糖尿病治療薬
マザーワート	高	鎮静薬（中枢神経抑制薬）
マテ	高	アンフェタミン（麻薬・覚醒剤）
	高	エフェドリン（気管支拡張薬・β刺激薬）
	高	コカイン（麻酔薬・局所麻酔薬）
	中	クロザピン（抗精神病薬・多元受容体作用抗精神病薬）
	中	抗血栓薬（抗凝固薬／抗血小板薬）
	中	テオフィリン（気管支拡張薬・テオフィリン薬）
	中	フルボキサミン（抗うつ薬・選択的セロトニン再取り込み阻害薬）
	中	ベラパミル（抗不整脈薬・Ca拮抗薬）

健康食品・サプリメント[成分]名	相互作用レベル	相互作用のある医薬品
プロカイン	高	筋弛緩薬
	高	ジゴキシン(心不全治療薬・ジギタリス製剤)
	高	スキサメトニウム(サクシニルコリン、筋弛緩薬・末梢性筋弛緩薬)
プロピオニル-L-カルニチン	中	ワルファリン(抗血栓薬・抗凝固薬)
ブロメライン	中	抗血栓薬(抗凝固薬/抗血小板薬)
分岐鎖アミノ酸	中	糖尿病治療薬
βグルカン	中	免疫抑制薬
ペクチン	中	ジゴキシン(心不全治療薬・ジギタリス製剤)
紅麹	高	肝毒性を有する医薬品
	中	シクロスポリン(免疫抑制薬・カルシニューリン阻害薬)
紅花	中	抗血栓薬(抗凝固薬/抗血小板薬)
ペパーミント	中	シクロスポリン(免疫抑制薬・カルシニューリン阻害薬)
ペヨーテ	高	興奮薬
ペラルゴニウム・シドイデス	中	免疫抑制薬
ベルベリン	高	シクロスポリン(免疫抑制薬・カルシニューリン阻害薬)
ホウレンソウ	中	糖尿病治療薬
	中	ワルファリン(抗血栓薬・抗凝固薬)
ホエイプロテイン	高	レボドパ(パーキンソン病治療薬・レボドパ含有製剤)
ホーニーゴートウィード	中	抗血栓薬(抗凝固薬/抗血小板薬)
	中	抗不整脈薬
ホーリーバジル	中	抗血栓薬(抗凝固薬/抗血小板薬)
ホップ	中	鎮静薬(中枢神経抑制薬)

健康食品・サプリメント[成分]名	相互作用レベル	相互作用のある医薬品
フェンネル(実、種子)	中	タモキシフェン(抗悪性腫瘍薬・ホルモン)
フォーチ	中	ジゴキシン(心不全治療薬・ジギタリス製剤)
	中	糖尿病治療薬
フキタンポポ	中	抗血栓薬(抗凝固薬/抗血小板薬)
フスマ	中	ジゴキシン(心不全治療薬・ジギタリス製剤)
ブタンジオール(BD)	高	アンフェタミン(麻薬・覚醒剤)
	高	抗精神病薬
	高	鎮静薬(中枢神経抑制薬)
	高	鎮静薬(ベンゾジアゼピン系薬)
	高	麻薬性鎮痛薬
	中	抗てんかん薬
	中	ハロペリドール(抗精神病薬・ブチロフェノン系抗精神病薬)
	中	リトナビル(抗ウイルス薬・抗HIV薬)
ブドウ	中	ワルファリン(抗血栓薬・抗凝固薬)
ブプレウルム	中	免疫抑制薬
フユアオイ(冬葵)	中	糖尿病治療薬
ブラダーラック	中	抗血栓薬(抗凝固薬/抗血小板薬)
ブラックコホシュ	中	シスプラチン(抗悪性腫瘍薬・白金製剤)
ブラックサイリウム	中	カルバマゼピン(抗てんかん薬・イミノスチルベン系薬)
	中	ジゴキシン(心不全治療薬・ジギタリス製剤)
	中	糖尿病治療薬
	中	リチウム(抗精神病薬・気分安定薬)
ブラックルート	中	ジゴキシン(心不全治療薬・ジギタリス製剤)
ブルーコホシュ	中	糖尿病治療薬
ブルーフラッグ	高	ジゴキシン(心不全治療薬・ジギタリス製剤)

健康食品・サプリメント[成分]名	相互作用レベル	相互作用のある医薬品
ビンポセチン	中	ワルファリン(抗血栓薬・抗凝固薬)
プーアール茶	高	アンフェタミン(麻薬・覚醒剤)
	高	エフェドリン(気管支拡張薬・β刺激薬)
	高	コカイン(麻酔薬・局所麻酔薬)
	高	シメチジン(消化性潰瘍治療薬・H2受容体拮抗薬)
	中	クロザピン(抗精神病薬・多元受容体作用抗精神病薬)
	中	抗血栓薬(抗凝固薬/抗血小板薬)
	中	テオフィリン(気管支拡張薬・テオフィリン薬)
	中	フルボキサミン(抗うつ薬・選択的セロトニン再取り込み阻害薬)
	中	ベラパミル(抗不整脈薬・Ca拮抗薬)
	中	リチウム(抗精神病薬・気分安定薬)
フィーバーバーク	高	手術中に用いられる医薬品(麻酔薬など)
	高	ナロキソン(中毒治療薬・オピオイド中毒治療薬)
	中	フェノチアジン系抗精神病薬
フィーバーフュー	中	抗血栓薬(抗凝固薬/抗血小板薬)
フィチン酸	中	抗血栓薬(抗凝固薬/抗血小板薬)
ブークー	中	抗血栓薬(抗凝固薬/抗血小板薬)
	中	リチウム(抗精神病薬・気分安定薬)
風鈴ダイコンソウ	中	メトホルミン(糖尿病治療薬・ビグアナイド類)
フェニルアラニン	高	レボドパ(パーキンソン病治療薬・レボドパ含有製剤)
	中	抗精神病薬
フェヌグリーク	中	抗血栓薬(抗凝固薬/抗血小板薬)
	中	糖尿病治療薬
	中	ワルファリン(抗血栓薬・抗凝固薬)

健康食品・サプリメント[成分]名	相互作用レベル	相互作用のある医薬品
ビタミンB_{12}	高	クロラムフェニコール(抗菌薬・クロラムフェニコール系薬)
ビタミンC(アスコルビン酸)	中	抗悪性腫瘍薬(化学療法薬)
	中	抗ウイルス薬・抗HIV薬(HIVプロテアーゼ阻害薬)
	中	フルフェナジン(抗精神病薬・フェノチアジン系抗精神病薬)
	中	ワルファリン(抗血栓薬・抗凝固薬)
ビタミンD	中	ジゴキシン(心不全治療薬・ジギタリス製剤)
	中	ベラパミル(抗不整脈薬・Ca拮抗薬)
ビタミンE	中	抗悪性腫瘍薬(化学療法薬)
	中	抗血栓薬(抗凝固薬/抗血小板薬)
	中	シクロスポリン(免疫抑制薬・カルシニューリン阻害薬)
	中	ワルファリン(抗血栓薬・抗凝固薬)
ビタミンK	高	ワルファリン(抗血栓薬・抗凝固薬)
ヒドラスチス	中	シクロスポリン(免疫抑制薬・カルシニューリン阻害薬)
	中	ジゴキシン(心不全治療薬・ジギタリス製剤)
ヒバ	高	抗てんかん薬
	高	発作閾値を低下させる薬
ヒヨス	高	抗コリン薬
ピリドキシン(ビタミンB_6)	中	アミオダロン(抗不整脈薬・クラスⅢ群)
	中	フェニトイン(抗てんかん薬・ヒダントイン系薬)
ビルベリー	中	抗血栓薬(抗凝固薬/抗血小板薬)
	中	糖尿病治療薬
ヒロハヒルガオ	中	ジゴキシン(心不全治療薬・ジギタリス製剤)
ビンポセチン	中	抗血栓薬(抗凝固薬/抗血小板薬)

健康食品・サプリメント[成分]名	相互作用レベル	相互作用のある医薬品
ハワイベビーウッドローズ	中	クロザピン(抗精神病薬・多元受容体作用抗精神病薬)
	中	リスペリドン(抗精神病薬・セロトニン/ドパミン遮断薬)
パンガミン酸	中	ジゴキシン(心不全治療薬・ジギタリス製剤)
パンクレアチン	中	アカルボース(糖尿病治療薬・αグルコシダーゼ阻害薬)
パンテチン	中	抗血栓薬(抗凝固薬/抗血小板薬)
ビーベノム	中	免疫抑制薬
ビール	高	肝毒性を有する医薬品
	高	鎮静薬(中枢神経抑制薬)
	高	ジスルフィラム(中毒治療薬・アルコール依存症治療薬)
	高	ワルファリン(抗血栓薬・抗凝固薬)
	中	クロルプロパミド(糖尿病治療薬・スルホニル尿素系)
	中	鎮静薬(ベンゾジアゼピン系薬)
	中	トルブタミド(糖尿病治療薬・スルホニル尿素類)
	中	フェニトイン(抗てんかん薬・ヒダントイン系薬)
	中	メトホルミン(糖尿病治療薬・ビグアナイド類)
ピクノジェノール	中	免疫抑制薬
ピクロリザ	中	免疫抑制薬
ヒ素	高	抗不整脈薬
ビターアーモンド	中	鎮静薬(中枢神経抑制薬)
ビターヤム	中	ジゴキシン(心不全治療薬・ジギタリス製剤)
ビタミンA	高	皮膚疾患治療薬(レチノイド)
	中	ワルファリン(抗血栓薬・抗凝固薬)

健康食品・サプリメント[成分]名	相互作用レベル	相互作用のある医薬品
パーム油	中	抗血栓薬(抗凝固薬/抗血小板薬)
バイカルスカルキャップ	中	鎮静薬(中枢神経抑制薬)
	中	鎮静薬(ベンゾジアゼピン系薬)
	中	糖尿病治療薬
	中	リチウム(抗精神病薬・気分安定薬)
パウダルコ	中	抗血栓薬(抗凝固薬/抗血小板薬)
パセリ	中	ワルファリン(抗血栓薬・抗凝固薬)
バターナット	中	ジゴキシン(心不全治療薬・ジギタリス製剤)
	中	副腎皮質ステロイド
麦角	高	抗うつ薬
パッションフラワー	中	鎮静薬(中枢神経抑制薬)
バナジウム	中	抗血栓薬(抗凝固薬/抗血小板薬)
	中	糖尿病治療薬
バナバ	中	糖尿病治療薬
ハナビシソウ	中	鎮静薬(中枢神経抑制薬)
	中	鎮静薬(ベンゾジアゼピン系薬)
ハニーサックル	中	抗血栓薬(抗凝固薬/抗血小板薬)
バニラグラス	中	抗血栓薬(抗凝固薬/抗血小板薬)
パパイヤ	中	ワルファリン(抗血栓薬・抗凝固薬)
ハマビシ	中	糖尿病治療薬
	中	リチウム(抗精神病薬・気分安定薬)
パラアミノ安息香酸(PABA)	高	抗菌薬・スルホンアミド系薬
	高	ジアフェニルスルホン(ダプソン、皮膚科用剤・ハンセン病治療薬)
	中	コルチゾン(副腎皮質ステロイド)
ハワイベビーウッドローズ	高	抗うつ薬

健康食品・サプリメント[成分]名	相互作用レベル	相互作用のある医薬品
冬虫夏草	中	シクロホスファミド(抗悪性腫瘍薬・アルキル化薬)
	中	免疫抑制薬
トウワタ	中	ジゴキシン(心不全治療薬・ジギタリス製剤)
トレオニン	高	アルツハイマー型認知症治療薬・NMDA受容体拮抗薬
ドロマイト	高	利尿薬・K保持性利尿薬
	中	ソタロール(抗不整脈薬・クラスⅢ群)
ドンクアイ	高	抗血栓薬(抗凝固薬/抗血小板薬)
	高	ワルファリン(抗血栓薬・抗凝固薬)
ナイアシンとニコチンアミド(ビタミンB_3)	中	カルバマゼピン(抗てんかん薬・イミノスチルベン系薬)
	中	糖尿病治療薬
	中	プリミドン(抗てんかん薬・バルビツール酸系薬)
ナズナ	中	鎮静薬(中枢神経抑制薬)
ナットウキナーゼ	中	抗血栓薬(抗凝固薬/抗血小板薬)
ニガウリ	中	糖尿病治療薬
ニコチン酸イノシトール	中	抗血栓薬(抗凝固薬/抗血小板薬)
	中	糖尿病治療薬
ニチニチソウ	中	糖尿病治療薬
	中	リチウム(抗精神病薬・気分安定薬)
乳酸菌	中	免疫抑制薬
ニワトコの花	中	糖尿病治療薬
ネバリオグルマ	中	リチウム(抗精神病薬・気分安定薬)
ノコギリソウ	中	抗血栓薬(抗凝固薬/抗血小板薬)
ノコギリヤシ	中	抗血栓薬(抗凝固薬/抗血小板薬)
バーベリー	高	シクロスポリン(免疫抑制薬・カルシニューリン阻害薬)

健康食品・サプリメント［成分］名	相互作用レベル	相互作用のある医薬品
ツリーターメリック	高	シクロスポリン（免疫抑制薬・カルシニューリン阻害薬）
ディアタング	中	抗血栓薬（抗凝固薬／抗血小板薬）
DHA（ドコサヘキサエン酸）	中	抗血栓薬（抗凝固薬／抗血小板薬）
ティノスポラ・コルディフォリア	中	糖尿病治療薬
	中	免疫抑制薬
鉄	中	ミコフェノール酸モフェチル（免疫抑制薬・代謝拮抗薬）
デヒドロエピアンドロステロン	中	アナストロゾール（抗悪性腫瘍薬・アロマターゼ阻害薬）
	中	インスリン（糖尿病治療薬）
	中	エキセメスタン（抗悪性腫瘍薬・アロマターゼ阻害薬）
	中	タモキシフェン（抗悪性腫瘍薬・ホルモン）
	中	フルベストラント（抗悪性腫瘍薬・ホルモン）
	中	レトロゾール（抗悪性腫瘍薬・ホルモン）
デビルズクロー	中	糖尿病治療薬
	中	ワルファリン（抗血栓薬・抗凝固薬）
デンドロビウム	中	抗てんかん薬
	中	発作閾値を低下させる薬
ドイツスズラン	高	カルシウム補給薬
	高	キニーネ（抗寄生虫薬・抗マラリア薬）
	高	ジゴキシン（心不全治療薬・ジギタリス製剤）
	高	副腎皮質ステロイド
唐辛子	中	抗血栓薬（抗凝固薬／抗血小板薬）
	中	テオフィリン（気管支拡張薬・テオフィリン薬）

健康食品・サプリメント[成分]名	相互作用レベル	相互作用のある医薬品
タラ肝油	中	抗血栓薬(抗凝固薬/抗血小板薬)
タンジン	高	抗血栓薬(抗凝固薬/抗血小板薬)
	高	ジゴキシン(心不全治療薬・ジギタリス製剤)
	高	ワルファリン(抗血栓薬・抗凝固薬)
チェロキーローズヒップ	中	フルフェナジン(抗精神病薬・フェノチアジン系抗精神病薬)
	中	ワルファリン(抗血栓薬・抗凝固薬)
チャイニーズプリックリーアシュ	中	抗血栓薬(抗凝固薬/抗血小板薬)
チャパラル	高	肝毒性を有する医薬品
チャンカピエドラ	中	糖尿病治療薬
チョウセンゴミシ	中	タクロリムス(免疫抑制薬・カルシニューリン阻害薬)
	中	ワルファリン(抗血栓薬・抗凝固薬)
朝鮮人参	中	インスリン(糖尿病治療薬)
	中	抗血栓薬(抗凝固薬/抗血小板薬)
	中	糖尿病治療薬
	中	免疫抑制薬
	中	ワルファリン(抗血栓薬・抗凝固薬)
チラトリコール	高	甲状腺疾患治療薬(甲状腺ホルモン製剤)
	高	興奮薬
	中	抗血栓薬(抗凝固薬/抗血小板薬)
	中	糖尿病治療薬
月見草油	高	抗血栓薬(抗凝固薬/抗血小板薬)
	中	フェノチアジン系抗精神病薬
ツクシ	中	リチウム(抗精神病薬・気分安定薬)
ツボクサ	高	鎮静薬(中枢神経抑制薬)

健康食品・サプリメント［成分］名	相互作用レベル	相互作用のある医薬品
セント・ジョンズ・ワート	高	フェノバルビタール（抗不安薬・バルビツール酸系睡眠薬）
	高	ペチジン塩酸塩（メペリジン、麻薬・フェニルピペリジン系オピオイド）
	高	ペンタゾシン（非麻薬性鎮痛薬）
	高	麻薬性鎮痛薬
	高	レセルピン（降圧薬・末梢性交感神経抑制薬）
	高	ワルファリン（抗血栓薬・抗凝固薬）
	中	クロピドグレル（高血栓薬・抗血小板薬）
	中	プロカインアミド（抗不整脈薬・Na チャネル遮断薬）
センナ	中	ジゴキシン（心不全治療薬・ジギタリス製剤）
ソロモンズシール	中	インスリン（糖尿病治療薬）
	中	クロルプロパミド（糖尿病治療薬・スルホニル尿素系）
	中	糖尿病治療薬
ダイオウ	高	ジゴキシン（心不全治療薬・ジギタリス製剤）
大豆	中	タモキシフェン（抗悪性腫瘍薬・ホルモン）
	中	ワルファリン（抗血栓薬・抗凝固薬）
ダイダイ	高	ミダゾラム（麻酔薬）（抗てんかん薬・ベンゾジアゼピン系薬）
	中	インジナビル（抗ウイルス薬・抗HIV薬）
	中	抗不整脈薬
タイム	中	抗血栓薬（抗凝固薬／抗血小板薬）
タウリン	中	リチウム（抗精神病薬・気分安定薬）
タマネギ	中	抗血栓薬（抗凝固薬／抗血小板薬）
	中	糖尿病治療薬
ダミアナ	中	糖尿病治療薬

健康食品・サプリメント[成分]名	相互作用レベル	相互作用のある医薬品
セント・ジョンズ・ワート	高	アミノレブリン酸(検査・診断用薬)
	高	アルプラゾラム(抗不安薬・ベンゾジアゼピン系抗不安薬)
	高	イマチニブ(抗悪性腫瘍薬・分子標的治療薬)
	高	イリノテカン(抗悪性腫瘍薬・トポイソメラーゼⅠ阻害薬)
	高	経口避妊薬
	高	抗ウイルス薬・抗HIV薬(HIVプロテアーゼ阻害薬)
	高	抗ウイルス薬・抗HIV薬(非ヌクレオシド系逆転写酵素阻害薬)
	高	抗うつ薬
	高	光線過敏症を引き起こす薬
	高	シクロスポリン(免疫抑制薬・カルシニューリン阻害薬)
	高	ジゴキシン(心不全治療薬・ジギタリス製剤)
	高	シトクロムP450 3A4の基質となる医薬品
	高	セルトラリン(抗うつ薬・選択的セロトニン再取り込み阻害薬)
	高	タクロリムス(免疫抑制薬・カルシニューリン阻害薬)
	高	鎮静薬(バルビツール酸系薬)
	高	トラマドール(非麻薬性鎮痛薬)
	高	ノルトリプチリン(抗うつ薬・三環系抗うつ薬)
	高	パロキセチン(抗うつ薬・選択的セロトニン再取り込み阻害薬)
	高	P糖たん白を介して排出される医薬品
	高	フェニトイン(抗てんかん薬・ヒダントイン系薬)

健康食品・サプリメント[成分]名	相互作用レベル	相互作用のある医薬品
スパイニーレストハロー	中	リチウム(抗精神病薬・気分安定薬)
スワロールート	中	抗血栓薬(抗凝固薬/抗血小板薬)
スワンプミルクウィード	高	キニーネ(抗寄生虫薬・抗マラリア薬)
	高	ジゴキシン(心不全治療薬・ジギタリス製剤)
セイヨウイソノキ	中	ジゴキシン(心不全治療薬・ジギタリス製剤)
	中	副腎皮質ステロイド
セイヨウゴマノハグサ	中	リチウム(抗精神病薬・気分安定薬)
セイヨウトチノキ	中	抗血栓薬(抗凝固薬/抗血小板薬)
	中	糖尿病治療薬
	中	リチウム(抗精神病薬・気分安定薬)
セイヨウニンジンボク	中	抗精神病薬
セージ	中	抗てんかん薬
	中	鎮静薬(中枢神経抑制薬)
	中	糖尿病治療薬
セシウム	中	抗不整脈薬
	中	副腎皮質ステロイド
ゼニゴケ	中	糖尿病治療薬
セラペプターゼ	中	抗血栓薬(抗凝固薬/抗血小板薬)
セレウス	中	ジゴキシン(心不全治療薬・ジギタリス製剤)
セレチウム	中	鎮静薬(中枢神経抑制薬)
セレン	中	ワルファリン(抗血栓薬・抗凝固薬)
セロリ	中	鎮静薬(中枢神経抑制薬)
	中	リチウム(抗精神病薬・気分安定薬)
セント・ジョンズ・ワート	高	アミトリプチリン(抗うつ薬・三環系抗うつ薬)

健康食品・サプリメント[成分]名	相互作用レベル	相互作用のある医薬品
シャクヤク	中	フェニトイン(抗てんかん薬・ヒダントイン系薬)
シャタバリ	中	リチウム(抗精神病薬・気分安定薬)
ジャマイカ・ドッグウッド	高	鎮静薬(中枢神経抑制薬)
ジャワティー	中	リチウム(抗精神病薬・気分安定薬)
ジャンボラン	中	糖尿病治療薬
ジュズダマ(ハトムギ)	中	糖尿病治療薬
ジュニパー	中	糖尿病治療薬
ショウガ	中	抗血栓薬(抗凝固薬/抗血小板薬)
	中	ワルファリン(抗血栓薬・抗凝固薬)
ショウブ	中	鎮静薬(中枢神経抑制薬)
スイートオレンジ	高	イベルメクチン(抗寄生虫薬・抗線虫薬)
	高	セリプロロール(降圧薬・β遮断薬)
	高	プラバスタチン(脂質異常症治療薬・スタチン)
	高	有機アニオン輸送ポリペプチドの基質となる薬
スイートクローバー	中	抗血栓薬(抗凝固薬/抗血小板薬)
スターオブベツレヘム	中	ジゴキシン(心不全治療薬・ジギタリス製剤)
ステビア	中	糖尿病治療薬
	中	リチウム(抗精神病薬・気分安定薬)
ストーンルート	中	リチウム(抗精神病薬・気分安定薬)
ストロファンツス	高	カルシウム補給薬
	高	キニーネ(抗寄生虫薬・抗マラリア薬)
	高	キニジン(抗不整脈薬・Naチャネル遮断薬)
	中	ジゴキシン(心不全治療薬・ジギタリス製剤)
	中	副腎皮質ステロイド

健康食品・サプリメント[成分]名	相互作用レベル	相互作用のある医薬品
サルサパリラ	中	ジゴキシン(心不全治療薬・ジギタリス製剤)
サンザシ	高	降圧薬(Ca拮抗薬)
	高	生殖器用剤・勃起不全改善薬
	中	ジゴキシン(心不全治療薬・ジギタリス製剤)
THUNDER GOD VINE	中	免疫抑制薬
サンファイア	中	リチウム(抗精神病薬・気分安定薬)
ジアオグラン	中	抗血栓薬(抗凝固薬/抗血小板薬)
	中	免疫抑制薬
ジオウ(地黄)	中	糖尿病治療薬
ジギタリス	高	キニーネ(抗寄生虫薬・抗マラリア薬)
	高	ジゴキシン(心不全治療薬・ジギタリス製剤)
紫檀	中	リチウム(抗精神病薬・気分安定薬)
シナノキ	中	リチウム(抗精神病薬・気分安定薬)
シナモン(カシア)	高	肝毒性を有する医薬品
	中	糖尿病治療薬
シナモン樹皮	中	糖尿病治療薬
ジプシーワート	中	糖尿病治療薬
シモツケソウ	中	リチウム(抗精神病薬・気分安定薬)
ジャーマン・カモミール	中	タモキシフェン(抗悪性腫瘍薬・ホルモン)
	中	鎮静薬(中枢神経抑制薬)
	中	鎮静薬(ベンゾジアゼピン系薬)
	中	ワルファリン(抗血栓薬・抗凝固薬)
ジャイアントフェンネル	中	抗血栓薬(抗凝固薬/抗血小板薬)
ジャガイモ	中	抗血栓薬・血栓溶解薬
シャクヤク	中	抗血栓薬(抗凝固薬/抗血小板薬)

健康食品・サプリメント[成分]名	相互作用レベル	相互作用のある医薬品
コーンシルク	中	ワルファリン(抗血栓薬・抗凝固薬)
コカ	高	アルコール
	高	ニフェジピン(降圧薬・Ca拮抗薬)
ココア	中	クロザピン(抗精神病薬・多元受容体作用抗精神病薬)
	中	テオフィリン(気管支拡張薬・テオフィリン薬)
	中	糖尿病治療薬
	中	リチウム(抗精神病薬・気分安定薬)
ゴシポール	中	ジゴキシン(心不全治療薬・ジギタリス製剤)
	中	テオフィリン(気管支拡張薬・テオフィリン薬)
虎杖(コジョウ)	中	抗血栓薬(抗凝固薬/抗血小板薬)
コパイバ・バルサム	中	リチウム(抗精神病薬・気分安定薬)
5-ヒドロキシトリプトファン	高	抗うつ薬
ゴボウ	中	抗血栓薬(抗凝固薬/抗血小板薬)
コロシント	中	ジゴキシン(心不全治療薬・ジギタリス製剤)
	中	ワルファリン(抗血栓薬・抗凝固薬)
コンドロイチン硫酸	中	ワルファリン(抗血栓薬・抗凝固薬)
コンニャクマンナン	中	糖尿病治療薬
コンブ	中	ジゴキシン(心不全治療薬・ジギタリス製剤)
サーチ	中	抗血栓薬(抗凝固薬/抗血小板薬)
サイリウム(オオバコ)	中	カルバマゼピン(抗てんかん薬・イミノスチルベン系薬)
	中	糖尿病治療薬
	中	リチウム(抗精神病薬・気分安定薬)
	中	ワルファリン(抗血栓薬・抗凝固薬)
ササフラス	中	鎮静薬(中枢神経抑制薬)
SAMe	高	抗うつ薬

健康食品・サプリメント[成分]名	相互作用レベル	相互作用のある医薬品
紅茶	中	ベラパミル(抗不整脈薬・Ca拮抗薬)
	中	リチウム(抗精神病薬・気分安定薬)
	中	ワルファリン(抗血栓薬・抗凝固薬)
CoQ-10	中	抗悪性腫瘍薬(化学療法薬)
	中	ワルファリン(抗血栓薬・抗凝固薬)
コーヒー	高	エフェドリン(気管支拡張薬・β刺激薬)
	中	クロザピン (抗精神病薬・多元受容体作用抗精神病薬)
	中	抗うつ薬・三環系抗うつ薬
	中	抗血栓薬(抗凝固薬/抗血小板薬)
	中	テオフィリン(気管支拡張薬・テオフィリン薬)
	中	フェノチアジン系抗精神病薬
	中	フルボキサミン (抗うつ薬・選択的セロトニン再取り込み阻害薬)
	中	ベラパミル(抗不整脈薬・Ca拮抗薬)
	中	リチウム(抗精神病薬・気分安定薬)
コーラの木の実	高	アンフェタミン(麻薬・覚醒剤)
	高	エフェドリン(気管支拡張薬・β刺激薬)
	高	コカイン(麻酔薬・局所麻酔薬)
	中	クロザピン (抗精神病薬・多元受容体作用抗精神病薬)
	中	テオフィリン(気管支拡張薬・テオフィリン薬)
	中	フルボキサミン (抗うつ薬・選択的セロトニン再取り込み阻害薬)
	中	ベラパミル(抗不整脈薬・Ca拮抗薬)
	中	リチウム(抗精神病薬・気分安定薬)
コーンシルク	中	糖尿病治療薬
	中	副腎皮質ステロイド

健康食品・サプリメント[成分]名	相互作用レベル	相互作用のある医薬品
グレープフルーツ	中	フルボキサミン(抗うつ薬・選択的セロトニン再取り込み阻害薬)
	中	ワルファリン(抗血栓薬・抗凝固薬)
クレソン	中	リチウム(抗精神病薬・気分安定薬)
	中	ワルファリン(抗血栓薬・抗凝固薬)
黒コショウと白コショウ	中	テオフィリン(気管支拡張薬・テオフィリン薬)
	中	フェニトイン(抗てんかん薬・ヒダントイン系薬)
	中	リチウム(抗精神病薬・気分安定薬)
クロム	中	インスリン(糖尿病治療薬)
クロレラ	中	免疫抑制薬
	中	ワルファリン(抗血栓薬・抗凝固薬)
ケイパーズ	中	糖尿病治療薬
ゲウム	高	ジゴキシン(心不全治療薬・ジギタリス製剤)
	中	キニジン(抗不整脈薬・Naチャネル遮断薬)
	中	副腎皮質ステロイド
ケーラ	中	ジゴキシン(心不全治療薬・ジギタリス製剤)
月桂樹	高	鎮静薬(中枢神経抑制薬)
	高	麻薬性鎮痛薬
ケフィア	中	免疫抑制薬
ケルセチン	中	シクロスポリン(免疫抑制薬・カルシニューリン阻害薬)
	中	ワルファリン(抗血栓薬・抗凝固薬)
紅茶	中	クロザピン(抗精神病薬・多元受容体作用抗精神病薬)
	中	抗血栓薬(抗凝固薬/抗血小板薬)
	中	テオフィリン(気管支拡張薬・テオフィリン薬)
	中	フルボキサミン(抗うつ薬・選択的セロトニン再取り込み阻害薬)

健康食品・サプリメント[成分]名	相互作用レベル	相互作用のある医薬品
グレープフルーツ	高	アトルバスタチン(脂質異常症治療薬・スタチン)
	高	アミオダロン(抗不整脈薬・クラスⅢ群)
	高	エストロゲン(女性ホルモン製剤・卵胞ホルモン)
	高	エトポシド(抗悪性腫瘍薬・トポイソメラーゼⅡ阻害薬)
	高	カルバマゼピン(抗てんかん薬・イミノスチルベン系薬)
	高	カルベジロール(降圧薬・αβ遮断薬)
	高	キニジン(抗不整脈薬・Naチャネル遮断薬)
	高	クロミプラミン(抗うつ薬・三環系抗うつ薬)
	高	降圧薬(Ca拮抗薬)
	高	シクロスポリン(免疫抑制薬・カルシニューリン阻害薬)
	高	シトクロムP450 3A4の基質となる医薬品
	高	シルデナフィル(生殖器用剤・勃起不全改善薬)
	高	シンバスタチン(脂質異常症治療薬・スタチン)
	高	スコポラミン(麻酔薬・鎮静薬)
	高	鎮静薬(ベンゾジアゼピン系薬)
	高	デキストロメトルファン(鎮咳薬・中枢性非麻薬性鎮咳薬)
	高	プラジカンテル(抗寄生虫薬・抗吸虫薬)
	高	メチルプレドニゾロン(副腎皮質ステロイド)
	高	有機アニオン輸送ポリペプチドの基質となる薬
	中	サキナビル(抗ウイルス薬・抗HIV薬)
	中	テオフィリン(気管支拡張薬・テオフィリン薬)
	中	ニロチニブ(抗悪性腫瘍薬・分子標的治療薬)

健康食品・サプリメント[成分]名	相互作用レベル	相互作用のある医薬品
グアヤック(樹脂、木部)	中	リチウム(抗精神病薬・気分安定薬)
クールウォート	中	リチウム(抗精神病薬・気分安定薬)
クコ	中	糖尿病治療薬
	中	ワルファリン(抗血栓薬・抗凝固薬)
クズ	中	抗血栓薬(抗凝固薬/抗血小板薬)
	中	タモキシフェン(抗悪性腫瘍薬・ホルモン)
	中	メトトレキサート(抗悪性腫瘍薬・代謝拮抗薬)
グッグル	高	エストロゲン(女性ホルモン製剤・卵胞ホルモン)
	中	抗血栓薬(抗凝固薬/抗血小板薬)
	中	タモキシフェン(抗悪性腫瘍薬・ホルモン)
クミン	中	糖尿病治療薬
クランベリー	中	ワルファリン(抗血栓薬・抗凝固薬)
グリーンコーヒー	中	クロザピン(抗精神病薬・多元受容体作用抗精神病薬)
	中	抗血栓薬(抗凝固薬/抗血小板薬)
	中	テオフィリン(気管支拡張薬・テオフィリン薬)
	中	フルボキサミン(抗うつ薬・選択的セロトニン再取り込み阻害薬)
	中	ベラパミル(抗不整脈薬・Ca拮抗薬)
	中	リチウム(抗精神病薬・気分安定薬)
クリシン	中	クロザピン(抗精神病薬・多元受容体作用抗精神病薬)
	中	抗悪性腫瘍薬・アロマターゼ阻害薬
クリスマスローズ	中	ジゴキシン(心不全治療薬・ジギタリス製剤)
グルコサミン塩酸塩	中	ワルファリン(抗血栓薬・抗凝固薬)
グルタミン	中	抗悪性腫瘍薬(化学療法薬)
	中	抗てんかん薬

健康食品・サプリメント[成分]名	相互作用レベル	相互作用のある医薬品
ガンマ-ブチロラクトン(GBL)	高	ハロペリドール(抗精神病薬・ブチロフェノン系抗精神病薬)
	高	麻薬性鎮痛薬
	高	リトナビル(抗ウイルス薬・抗HIV薬)
ガンマ-リノレン酸	中	抗血栓薬(抗凝固薬/抗血小板薬)
	中	フェノチアジン系抗精神病薬
キカラスウリ	中	糖尿病治療薬
キサンタンガム	中	糖尿病治療薬
キトサン	中	ワルファリン(抗血栓薬・抗凝固薬)
キナ	高	キニーネ(抗寄生虫薬・抗マラリア薬)
	高	キニジン(抗不整脈薬・Naチャネル遮断薬)
	中	カルバマゼピン(抗てんかん薬・イミノスチルベン系薬)
	中	抗血栓薬(抗凝固薬/抗血小板薬)
キハダ	中	シクロスポリン(免疫抑制薬・カルシニューリン阻害薬)
ギムネマ	中	インスリン(糖尿病治療薬)
	中	糖尿病治療薬
キャッツクロー	中	免疫抑制薬
キャットニップ	中	鎮静薬(中枢神経抑制薬)
キャベツ	中	ワルファリン(抗血栓薬・抗凝固薬)
キャラウェイ	中	糖尿病治療薬
胸腺抽出物	中	免疫抑制薬
キラヤ	中	メトホルミン(糖尿病治療薬・ビグアナイド類)
ギンヨウボダイジュ	中	リチウム(抗精神病薬・気分安定薬)
グアーガム	中	糖尿病治療薬
	中	メトホルミン(糖尿病治療薬・ビグアナイド類)

健康食品・サプリメント［成分］名	相互作用レベル	相互作用のある医薬品
ガンボジ	中	ジゴキシン（心不全治療薬・ジギタリス製剤）
	中	副腎皮質ステロイド
	中	ワルファリン（抗血栓薬・抗凝固薬）
ガンマ-ヒドロキシ酪酸塩（GHB）	高	アルコール
	高	アンフェタミン（麻薬・覚醒剤）
	高	筋弛緩薬
	高	抗精神病薬
	高	抗てんかん薬
	高	サキナビル（抗ウイルス薬・抗HIV薬）
	高	鎮静薬（中枢神経抑制薬）
	高	鎮静薬（ベンゾジアゼピン系薬）
	高	ナロキソン（中毒治療薬・オピオイド中毒治療薬）
	高	ハロペリドール（抗精神病薬・ブチロフェノン系抗精神病薬）
	高	麻薬性鎮痛薬
	高	リトナビル（抗ウイルス薬・抗HIV薬）
ガンマ-ブチロラクトン（GBL）	高	アルコール
	高	アンフェタミン（麻薬・覚醒剤）
	高	筋弛緩薬
	高	抗精神病薬
	高	抗てんかん薬
	高	サキナビル（抗ウイルス薬・抗HIV薬）
	高	鎮静薬（中枢神経抑制薬）
	高	鎮静薬（ベンゾジアゼピン系薬）
	高	ナロキソン（中毒治療薬・オピオイド中毒治療薬）

健康食品・サプリメント[成分]名	相互作用レベル	相互作用のある医薬品
ガラナ豆	高	コカイン(麻酔薬・局所麻酔薬)
	中	クロザピン(抗精神病薬・多元受容体作用抗精神病薬)
	中	抗血栓薬(抗凝固薬／抗血小板薬)
	中	テオフィリン(気管支拡張薬・テオフィリン薬)
	中	フルボキサミン(抗うつ薬・選択的セロトニン再取り込み阻害薬)
	中	ベラパミル(抗不整脈薬・Ca拮抗薬)
	中	リチウム(抗精神病薬・気分安定薬)
ガラパゴスウチワサボテン	中	糖尿病治療薬
カラマツアラビノガラクタン	中	免疫抑制薬
カルケージャ	中	糖尿病治療薬
カルシウム	高	セフトリアキソン(抗菌薬・注射用三世代セフェム系薬)
	中	ジゴキシン(心不全治療薬・ジギタリス製剤)
	中	ソタロール(抗不整脈薬・クラスⅢ群)
	中	ベラパミル(抗不整脈薬・Ca拮抗薬)
カレンジュラ	中	鎮静薬(中枢神経抑制薬)
カロトロピス	中	ジゴキシン(心不全治療薬・ジギタリス製剤)
	中	リチウム(抗精神病薬・気分安定薬)
甘草	高	ワルファリン(抗血栓薬・抗凝固薬)
	中	ジゴキシン(心不全治療薬・ジギタリス製剤)
	中	副腎皮質ステロイド
カントリーマロウ	高	抗不整脈薬
	高	興奮薬
	中	糖尿病治療薬

健康食品・サプリメント[成分]名	相互作用レベル	相互作用のある医薬品
カキネガラシ	高	ジゴキシン(心不全治療薬・ジギタリス製剤)
カシア・アウリクラタ	中	カルバマゼピン(抗てんかん薬・イミノスチルベン系薬)
	中	糖尿病治療薬
カスカラ	中	ジゴキシン(心不全治療薬・ジギタリス製剤)
	中	副腎皮質ステロイド
カッシア	中	ジゴキシン(心不全治療薬・ジギタリス製剤)
カノコソウ	高	アルコール
	高	アルプラゾラム(抗不安薬・ベンゾジアゼピン系抗不安薬)
	高	鎮静薬(中枢神経抑制薬)
	高	鎮静薬(ベンゾジアゼピン系薬)
カバ	高	アルプラゾラム(抗不安薬・ベンゾジアゼピン系抗不安薬)
	高	鎮静薬(中枢神経抑制薬)
カフェイン	高	エフェドリン(気管支拡張薬・β刺激薬)
	中	クロザピン(抗精神病薬・多元受容体作用抗精神病薬)
	中	抗血栓薬(抗凝固薬/抗血小板薬)
	中	テオフィリン(気管支拡張薬・テオフィリン薬)
	中	フルボキサミン(抗うつ薬・選択的セロトニン再取り込み阻害薬)
	中	ベラパミル(抗不整脈薬・Ca拮抗薬)
	中	リチウム(抗精神病薬・気分安定薬)
カボチャ	中	リチウム(抗精神病薬・気分安定薬)
カマラ	中	ジゴキシン(心不全治療薬・ジギタリス製剤)
カラギーナン	中	抗血栓薬(抗凝固薬/抗血小板薬)
ガラナ豆	高	アンフェタミン(麻薬・覚醒剤)
	高	エフェドリン(気管支拡張薬・β刺激薬)

健康食品・サプリメント[成分]名	相互作用レベル	相互作用のある医薬品
オキアミ油	中	抗血栓薬(抗凝固薬/抗血小板薬)
	中	糖尿病治療薬
オリーブ	中	糖尿病治療薬
オレアンダー	高	キニーネ(抗寄生虫薬・抗マラリア薬)
	高	抗菌薬・テトラサイクリン系薬
	高	抗菌薬・マクロライド系薬
	高	刺激性下剤
	高	ジゴキシン(心不全治療薬・ジギタリス製剤)
	高	利尿薬
オレガノ	中	リチウム(抗精神病薬・気分安定薬)
オレゴングレープ	中	シクロスポリン(免疫抑制薬・カルシニューリン阻害薬)
ガーリック	高	抗ウイルス薬・抗HIV薬(非ヌクレオシド系逆転写酵素阻害薬)
	高	サキナビル(抗ウイルス薬・抗HIV薬)
	中	抗血栓薬(抗凝固薬/抗血小板薬)
	中	シクロスポリン(免疫抑制薬・カルシニューリン阻害薬)
	中	ワルファリン(抗血栓薬・抗凝固薬)
海葱(かいそう)	高	ジゴキシン(心不全治療薬・ジギタリス製剤)
	中	キニジン(抗不整脈薬・Naチャネル遮断薬)
	中	副腎皮質ステロイド
COWHAGE	高	メチルドパ(降圧薬・中枢性交感神経抑制薬)
	中	抗うつ薬・三環系抗うつ薬
	中	抗精神病薬
	中	糖尿病治療薬
カオリン	中	キニジン(抗不整脈薬・Naチャネル遮断薬)
	中	ジゴキシン(心不全治療薬・ジギタリス製剤)

健康食品・サプリメント[成分]名	相互作用レベル	相互作用のある医薬品
エニシダ	高	ハロペリドール(抗精神病薬・ブチロフェノン系抗精神病薬)
	中	リチウム(抗精神病薬・気分安定薬)
N-アセチルグルコサミン	中	抗悪性腫瘍薬(化学療法薬)
	中	糖尿病治療薬
	中	ワルファリン(抗血栓薬・抗凝固薬)
N-アセチルシステイン	高	ニトログリセリン(狭心症治療薬・硝酸塩)
エボディア	中	抗血栓薬(抗凝固薬/抗血小板薬)
	中	テオフィリン(気管支拡張薬・テオフィリン薬)
エリキャンペーン	中	鎮静薬(中枢神経抑制薬)
エリンジウム	中	リチウム(抗精神病薬・気分安定薬)
L-アルギニン	高	狭心症治療薬・硝酸薬
	高	降圧薬
L-カルニチン	中	ワルファリン(抗血栓薬・抗凝固薬)
L-シトルリン	高	狭心症治療薬・硝酸薬
	高	生殖器用剤・勃起不全改善薬
エルダーベリー	中	免疫抑制薬
L-トリプトファン	高	抗うつ薬
	高	鎮静薬(中枢神経抑制薬)
	中	鎮静薬(ベンゾジアゼピン系薬)
	中	フェノチアジン系抗精神病薬
YERBA MANSA	中	鎮静薬(中枢神経抑制薬)
黄蓮(オウレン)	中	シクロスポリン(免疫抑制薬・カルシニューリン阻害薬)
オオバコ	中	ワルファリン(抗血栓薬・抗凝固薬)
オオムギ	中	糖尿病治療薬
オールスパイス	中	抗血栓薬(抗凝固薬/抗血小板薬)

健康食品・サプリメント[成分]名	相互作用レベル	相互作用のある医薬品
ウィローバーク	高	抗血栓薬(抗凝固薬/抗血小板薬)
ウィンターグリーン	高	ワルファリン(抗血栓薬・抗凝固薬)
ウィンターセイボリー	中	リチウム(抗精神病薬・気分安定薬)
ウーロン茶	高	アンフェタミン(麻薬・覚醒剤)
	高	エフェドリン(気管支拡張薬・β刺激薬)
	高	コカイン(麻酔薬・局所麻酔薬)
	中	クロザピン(抗精神病薬・多元受容体作用抗精神病薬)
	中	抗血栓薬(抗凝固薬/抗血小板薬)
	中	テオフィリン(気管支拡張薬・テオフィリン薬)
	中	フルボキサミン(抗うつ薬・選択的セロトニン再取り込み阻害薬)
	中	ベラパミル(抗不整脈薬・Ca拮抗薬)
	中	リチウム(抗精神病薬・気分安定薬)
ウコン	中	抗血栓薬(抗凝固薬/抗血小板薬)
ウスベニタチアオイ	中	糖尿病治療薬
	中	リチウム(抗精神病薬・気分安定薬)
ウバウルシ	中	リチウム(抗精神病薬・気分安定薬)
梅の実	中	抗血栓薬(抗凝固薬/抗血小板薬)
エキナセア	中	免疫抑制薬
エゾウコギ	中	抗血栓薬(抗凝固薬/抗血小板薬)
	中	ジゴキシン(心不全治療薬・ジギタリス製剤)
	中	鎮静薬(中枢神経抑制薬)
	中	糖尿病治療薬
エチレンジアミン四酢酸	高	インスリン(糖尿病治療薬)
	高	ワルファリン(抗血栓薬・抗凝固薬)
エニシダ	高	キニジン(抗不整脈薬・Naチャネル遮断薬)

健康食品・サプリメント[成分]名	相互作用レベル	相互作用のある医薬品
イチョウ	中	抗てんかん薬
	中	糖尿病治療薬
	中	トラゾドン(抗うつ薬)
	中	発作閾値を低下させる薬
	中	ワルファリン(抗血栓薬・抗凝固薬)
イプリフラボン	中	テオフィリン(気管支拡張薬・テオフィリン薬)
	中	免疫抑制薬
イラクサ	中	鎮静薬(中枢神経抑制薬)
	中	糖尿病治療薬
	中	ワルファリン(抗血栓薬・抗凝固薬)
インゲンマメ	中	糖尿病治療薬
茵陳(いんちん)	中	リチウム(抗精神病薬・気分安定薬)
インディアン・スネークルート	高	アルコール
	高	抗うつ薬・三環系抗うつ薬
	高	抗精神病薬
	高	興奮薬
	高	ジゴキシン(心不全治療薬・ジギタリス製剤)
	高	鎮静薬(バルビツール酸系薬)
	高	プロプラノロール(降圧薬・β遮断薬)
	高	レボドパ(パーキンソン病治療薬・レボドパ含有製剤)
インドセンダン	中	糖尿病治療薬
	中	免疫抑制薬
	中	リチウム(抗精神病薬・気分安定薬)
インド長コショウ(インドロングペッパー)	中	テオフィリン(気管支拡張薬・テオフィリン薬)
	中	フェニトイン(抗てんかん薬・ヒダントイン系薬)

健康食品・サプリメント[成分]名	相互作用レベル	相互作用のある医薬品
亜麻の種子	中	抗血栓薬(抗凝固薬/抗血小板薬)
	中	糖尿病治療薬
アメリカエルダー	中	リチウム(抗精神病薬・気分安定薬)
アメリカジンセン(アメリカ人参)	高	ワルファリン(抗血栓薬・抗凝固薬)
	中	糖尿病治療薬
アラセイトウ	中	キニジン(抗不整脈薬・Naチャネル遮断薬)
	中	ジゴキシン(心不全治療薬・ジギタリス製剤)
	中	副腎皮質ステロイド
アルニカ	中	抗血栓薬(抗凝固薬/抗血小板薬)
α-リポ酸	中	抗悪性腫瘍薬(化学療法薬)
アルファルファ	高	ワルファリン(抗血栓薬・抗凝固薬)
	中	免疫抑制薬
ARENARIA RUBRA	中	リチウム(抗精神病薬・気分安定薬)
アロエ	高	ジゴキシン(心不全治療薬・ジギタリス製剤)
	中	糖尿病治療薬
	中	ワルファリン(抗血栓薬・抗凝固薬)
アンドログラフィス	中	抗血栓薬(抗凝固薬/抗血小板薬)
	中	免疫抑制薬
EPA(エイコサペンタエン酸)	中	抗血栓薬(抗凝固薬/抗血小板薬)
イエルバ・サンタ	中	リチウム(抗精神病薬・気分安定薬)
イエロードック	高	ジゴキシン(心不全治療薬・ジギタリス製剤)
	中	ワルファリン(抗血栓薬・抗凝固薬)
イチジク	中	インスリン(糖尿病治療薬)
	中	糖尿病治療薬
イチョウ	中	エファビレンツ(抗ウイルス薬・抗HIV薬)
	中	抗血栓薬(抗凝固薬/抗血小板薬)

本章は利便性を考慮し、医療現場で使用されている医薬品の分類名及び一般名を優先的に採用しました。そのため、『ナチュラルメディシン』日本版である『ナチュラルメディシン・データベース健康食品・サプリメント[成分]のすべて』と分類名及び一般名が多少異なっている場合があります。

健康食品・サプリメント[成分]名	相互作用レベル	相互作用のある医薬品
アイビーゴード	中	糖尿病治療薬
亜鉛	高	ペニシラミン(抗リウマチ薬・低分子抗リウマチ薬)
アカシア	高	アモキシシリン(抗菌薬・広範囲ペニシリン系薬)
アガリクス茸	中	糖尿病治療薬
アジサイ	中	リチウム(抗精神病薬・気分安定薬)
アシュワガンダ	中	鎮静薬(ベンゾジアゼピン系薬)
	中	鎮静薬(中枢神経抑制薬)
	中	糖尿病治療薬
	中	免疫抑制薬
アジョワン	中	抗血栓薬(抗凝固薬/抗血小板薬)
アスパラガス	中	リチウム(抗精神病薬・気分安定薬)
アセチル-L-カルニチン	中	ワルファリン(抗血栓薬・抗凝固薬)
アセロラ	中	フルフェナジン(抗精神病薬・フェノチアジン系抗精神病薬)
	中	ワルファリン(抗血栓薬・抗凝固薬)
アデノシン	高	ジピリダモール(狭心症治療薬・冠拡張薬)
	中	カルバマゼピン(抗てんかん薬・イミノスチルベン系薬)
アナトー	中	糖尿病治療薬
アニス	中	タモキシフェン(抗悪性腫瘍薬・ホルモン)
アボカド	中	ワルファリン(抗血栓薬・抗凝固薬)
アボカド糖抽出物	中	糖尿病治療薬
亜麻仁油	中	抗血栓薬(抗凝固薬/抗血小板薬)

気を付けたい
飲み合わせのこと

相互作用のエビデンス

ここにはアメリカの『ナチュラルメディシン』の日本版である『ナチュラルメディシン・データベース　健康食品・サプリメント［成分］のすべて』から、特に危険度が高いと思われる相互作用を抜粋しました。同書では相互作用の危険度を「高」（この医薬品と併用してはいけません：禁忌）、「中」（この医薬品との併用には、重大な相互作用か有害な現象が起こる可能性があります）、「低」有害な事象を引き起こす可能性はあるものの、その可能性は非常に低いです）とレベル分けしています。この章では特に危険度の高い「高」と、「中」のうちハイリスク薬とよばれる医薬品に絞って掲載しました。ご自身の摂っている健康食品やサプリメントと薬との飲み合わせをチェックしてください。

ここに紹介した相互作用以外にも、相互作用を起こすものはあります。医薬品を服用している場合は、健康食品やサプリメントを摂取する前に、必ず医師や薬剤師の方に相談してください。2016年から「かかりつけ薬剤師制度」も始まりました。信頼できる薬剤師さんに自分の服用している薬と、摂りたい健康食品の相互作用のことを尋ねたり、本書をお読みになって気になった情報を確かめてみてください。

飲み合わせの危険

薬を飲んでいる人が、さらに効果を期待して気軽に健康食品やサプリメントを摂ることは日常茶飯事です。逆に日常的にサプリメントを摂っている人が薬を飲まなければいけなくなることもあります。こうした医薬品と健康食品、サプリメントの飲み合わせには健康を害する作用(専門的には「相互作用」とよびます)が数多くあります。本来は薬局で知らせてもらうべき情報なのですが、日本ではこれまであまり伝えられていませんでした。

相互作用とは薬の効き目を強めてしまったり、逆に弱めてしまう作用です。この作用は軽い体調の変化をもたらすものから命にかかわる重篤な作用を及ぼすものまでさまざまです。

毒になる飲み合わせを避ける

例えばグレープフルーツは24種類もの医薬品との間に重大な相互作用がありますし、イチョウ葉は糖尿病治療薬との間に相互作用があります。アメリカではてんかん薬を服用していた患者さんが、イチョウ葉を摂取して薬が効かなくなり、事故を起こす事例が問題になりました。イチョウ葉はヨーロッパでは医薬品になるほど強い作用がありますが、アメリカや日本ではサプリメントに位置づけられているため、相互作用の知識がないまま勝手に摂取して健康被害に至ることがあり得るのです。

巻末付録

健康食品と医薬品毒になる飲み合わせ

ら

り

る

れ

ろ

わ

A

C

D

索　引

ち

つ

て

と

そ

た

す

せ

索　引

さ

索　引

き

く

け

索　引

う

え

お

索引

あ

い

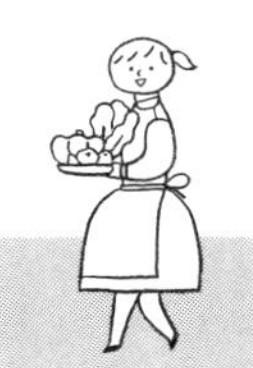

ナチュラルメディシンシリーズ
本当に効く食とサプリ

2016年9月22日　初版 第1刷発行

監修 ………… 田中平三
高橋英孝

第二章　編著 … 朝倉哲也
NR・サプリメントアドバイザー

発行者 ……… 宇野文博

ブックデザイン … 坂川栄治+鳴田小夜子（坂川事務所）
イラストレーション … 藤原なおこ

校正 ………… 夢の本棚社
DTP ………… 株式会社 新後閑

発売元 ……… 株式会社　同文書院
〒112-0002　東京都文京区小石川5-24-3
TEL 03-3812-7777　FAX 03-3812-7792
振替00100-4-1316

印刷・製本 …… 中央精版印刷株式会社

ISBN978-4-8103-3176-9 C0077　2016 Printed in Japan